医院会计与财务管理研究

贾 宁 著

北京工业大学出版社

图书在版编目（CIP）数据

医院会计与财务管理研究 / 贾宁著 . — 北京 ： 北京工业大学出版社，2022.8

ISBN 978-7-5639-8421-3

Ⅰ．①医… Ⅱ．①贾… Ⅲ．①医院－会计－研究②医院－财务管理－研究 Ⅳ．① R197.322

中国版本图书馆 CIP 数据核字（2022）第 183742 号

医院会计与财务管理研究
YIYUAN KUAIJI YU CAIWU GUANLI YANJIU

著　　者：贾　宁

责任编辑：张　娇

封面设计：知更壹点

出版发行：北京工业大学出版社

　　　　　　（北京市朝阳区平乐园 100 号　邮编：100124）

　　　　　　010-67391722（传真）　　bgdcbs@sina.com

经销单位：全国各地新华书店

承印单位：北京银宝丰印刷设计有限公司

开　　本：710 毫米 ×1000 毫米　1/16

印　　张：13

字　　数：248 千字

版　　次：2022 年 8 月第 1 版

印　　次：2022 年 8 月第 1 次印刷

标准书号：ISBN 978-7-5639-8421-3

定　　价：72.00 元

作者简介

贾宁，女，汉族，中共党员。1991年参加工作，本科学历，学士学位，高级会计师职称，现任保定市第二医院总会计师、河北省卫生经济学会第八届理事会理事。近年来，发表《电子发票在医院财务精细化核算中的运用浅析》《事业单位固定资产财务核算创新初探》《数字经济时代下公立医院的财务转型研究》等论文六篇，主持并结项省科研课题一项。

前　言

　　医院会计与财务管理是医院经济管理工作的核心，是医院管理的重要组成部分。医院只有通过提高财务管理水平，以优质、高效、低耗的服务赢得医疗市场份额，才能在激烈的竞争中取得优势。医院财务管理工作的作用将不限于记账及核算，更重要的是规范医院运行机制，并为医院的科学、高效管理提供财务信息及决策依据。因此，医院应以新财务会计制度为依托，全面调整和健全医院的各项财会制度，以适应新形势下的医院管理的要求，使其真实反映各项财务信息，发挥信息参考、效益管理及监督等作用。

　　全书共八章。第一章为绪论，主要阐述了医院会计的本质、医院会计的特点、医院会计的原则、新医院会计制度的变化等内容；第二章为医院资产的核算与管理，主要阐述了医院资产管理现状、医院资产核算与管理实务、医院资产管理的策略探讨等内容；第三章为医院负债的核算与管理，主要阐述了医院负债管理概述、医院负债核算实务、医院负债管理的策略探讨等内容；第四章为医院收入的核算与管理，主要阐述了医院收入管理现状、医院收入核算与管理实务、医院收入管理的策略探讨等内容；第五章为医院费用的核算与管理，主要阐述了医院费用概述、医院费用核算与管理实务、医院费用核算管理策略探讨等内容；第六章为医院成本的核算与管理，主要阐述了医院成本管理现状、医院成本核算与管理实务、医院成本管理的策略探讨等内容；第七章为医院财务报告分析与财务监督，主要阐述了医院财务报告分析和医院财务监督分析等内容；第八章为医院财务信息化建设策略探讨，主要阐述了财务信息化基础、医院财务管理基础系统、医院运营管理一体化系统等内容。

　　为了确保研究内容的丰富性和多样性，笔者在写作过程中参考了大量理论与研究文献，在此向涉及的专家、学者表示衷心的感谢。

　　最后，限于笔者水平，加之时间仓促，本书难免存在一些不足，在此，恳请同行、专家和读者朋友批评指正！

目　录

第一章 绪 论

医院会计制度不同于一般企业的会计制度，也不同于其他事业单位的会计制度，具有一定的特殊性和专业性。在新医院会计制度的变化中，医院要正确认识财务核算工作，建立完善的财务核算制度，提升会计与财务管理工作的质量。本章分为医院会计的本质、医院会计的特点、医院会计的原则、新医院会计制度的变化四节，主要包括医院会计的概念和本质，医院会计核算的特征特点、目标和基础，医院会计的可靠性、相关性等原则，新医院会计制度变化的背景，新医院会计制度下医院会计核算、财务核算、成本核算的变化及影响等内容。

第一节 医院会计的本质

一、医院会计的概念

会计是以货币为主要计量单位，运用专门方法对企业、行政部门、事业单位和其他组织的经济活动进行全面、综合、连续、系统的核算和监督，提供会计信息，进行预测、决策、控制和分析的管理活动。社会上对担任会计工作的专业人员称为会计，对会计职业也简称为会计，但这些都是从会计工作衍生出来的。

会计学术界有管理活动论和信息系统论之争，如果在信息系统中考虑人及其决策因素，两者之间就是相辅相成的关系。按照会计核算、监督的对象及适应范围，可分为企业会计和预算会计两大体系，医院会计属于后者。医院会计是以货币为计量单位，对医疗服务的经济过程中运用的经济资源及其成果进行系统的记录、计算、分析、检查，并做出预测、参与决策、实行监督，旨在提高效益的一项经济管理活动。

二、医院会计的本质

（一）经济计算

医院会计是医院经济资源、经济关系、经济过程的统称，它以货币为主要衡量指标，对医院的工作过程进行连续、系统、全面的计算。经济核算包含了静态经济现象的存量和周期动态状态的流动，既有预先的规划，也有事后的实际计算。

（二）经济信息系统

经济信息系统将医院的业务活动转变为一系列的客观资料，包括医院的资金、劳动、所有权、人员、成本、利润、债权、债务等信息，并为相关部门提供相关的信息咨询服务。由此可见，医院会计的主体是财务信息，能够洞悉医院的经营活动。

（三）经济管理工作

作为一项经济管理活动，医院会计主要涉及医院内部。会计作为一种社会生产发展、管理的必然产物，它的产生是为了满足生产发展与管理的需求，它要求对医院实行严格的管理与监控。同时，会计的内容、形式也在发生着变化，从单纯的记账、核算、处理财务，到向外报送会计报表，参与医院经济活动的事前经营预测、决策，对医院经济活动进行事中控制、监督，针对医院经济活动开展事后分析、检查。由此可见，会计过去、现在和将来都是管理经济的一种行为。

第二节　医院会计的特点

一、医院会计制度的特点

医院是公益性事业单位，其会计核算反映了国库集中支付和财政收支分类等财政内容，与我国现行财政体制紧密相关。从会计科目的设置上看，"零余额账户用款额度""财政应返还额度""应缴款项"，主要用于核算实行国库集中支付的医院收到或需上缴的款项，并且设置了"财政直接支付"和"财政授权支付"两个明细科目，以反映这两种支付方式下的医院财政收支情况。"事业基金"核算医院拥有的非限定用途的净资产，主要包括滚存的结余资金和科教项目结余解除限定后转入的金额等；"专用基金"核算医院按规定设置、提取的具有专门用途的净资产；"待冲基金"核算医院使用财政补助、科教项目收入购建固定资产、无形资产或购买药品、卫生材料等物资所形成的，留待计提资产折旧、摊销或领用发出库存物资时予以冲减的基金；"财政补助收入"核算按部门预算隶属关系从同级财政部门取得的各类财政补助；"科教项目收入"核算医院取得的除财政补助收入外专门用于科研、教学项目的补助收入。

二、医院会计政策特点

医院会计制度中某些交易和事项的会计处理具有一定特点。比如，药品采用实际采购价格确定，医院购进库存物资单独发生的运杂费，能够直接计入医疗业务成本的，计入医疗业务成本，不能直接计入医疗业务成本的，计入管理费用；对长期股权投资只采用成本法核算；在发生固定资产、无形资产出售、转让、报废、毁损等情况时，如果按规定上缴时，应贷记应缴款项。

三、医院会计核算的特点

医院由于其日常的业务活动较为复杂，会计核算的内容也具有多样化的特点。因此医院一直实行的医院会计制度，采用的核算基础是权责发生制，很明显有别于其他事业单位。在期末时，医院也要编制资产负债表、收入费用表、现金流量表来反映医院本年的财务状况。医院会计制度很难反映预算执行情况和成果。随着政府会计准则的实施，对医院会计核算体系的各方面进行了改进，医院与其他政府事业单位采取了同一的会计制度，统一开始执行政府会计制度，实施权责发生制和收付实现制双核算基础，实现预算会计和财务会计的双功能。政府会计制度在医院的实施，不仅可以反映医院财政资金适应情况，同时可以将医院的财务信息状况、收入、费用等财务信息提供给报表信息的使用者。

四、医院会计的非营利性特点

医院是政府实行一定福利政策的社会公益性事业单位，医院的资金来源主要由国家预算拨款的专项补助和开展医疗业务活动取得的收入两部分组成。医院资金要依据国家有关法规，以提供社会医疗服务保障为目的，必须按照规定的资金用途使用。会计核算要反映各项基金按预期目的运用的结果。医疗会计要适应国家预算的执行情况，会计核算以收支结余核算为中心。

第三节　医院会计的原则

一、可靠性原则

医院会计应根据医院经营活动的实际情况，对其进行确认、计量、记录和报告，并能真实地反映出医院的各种收支。根据已发生的业务或事项进行确认、计量，将与会计要素的界定和确认条件相一致的资产、负债、净资产、收入、费用等如实地反映于财务报表。在遵照重要性和成本收益原则的情况下，对会计信息的完整性进行全面的保障，包括应编制的报表及其说明的内容，不得任意地遗漏或减少应披露的信息，并对涉及财务报表使用者的决策的有用信息予以充分披露。在财务报表中，必须保持中立、无偏。如果为实现预先确定的目标对相关的会计资料进行筛选、列示，从而影响使用者的决策和判断，则这种财务报表的信息并不具有中立性。

二、相关性原则

医院所提供的会计信息，应该与政府、投资人等财务报表使用者的经济决策需求有关，也可以帮助政府等财务报表使用者，对医院过去、现在或将来的状况进行评估或预测。医院的会计信息要与国家的宏观经济政策相一致，既能满足财政部门对财政收支的需求，又能促进医院的内部管理。在可靠性的基础上，会计信息的质量相关性要求是相互协调的，二者不能相互冲突。医院会计信息的有效相关性，直接关系到财务报表使用者能否做出决定，或是提升其决策水准。相关的会计信息资料应该能帮助使用者评估医院过去的决策，并对医院未来的预期做出调整。

三、可理解性原则

医院的会计记录、医院财务报表要清楚，易于理解，使用方便。不能因为过度重视会计信息的专业性，而忽视了医院财务报告使用者和决策者的非专业性以及不了解医院会计工作的实际情况，这样将会削弱医院会计信息对利益相关方的作用。因此，要把复杂的、高度专业化的医院会计信息转换成一种能够被社会大众所了解的形式，这需要花费一定的时间和精力。不能很好地理解会计信息，会导致医院以外的政府部门和内部管理人员、管理决策者的决策成本不符合成本—效益原则。

四、可比性原则

可比性指的是同一医院内不同阶段的纵向比较，即医院的会计核算应遵循前后两个阶段，不可任意变更。但是，符合会计信息可比性的要求，并不是说医院无法改变会计政策，而是根据相关的法规或会计政策的变化，可以提供更可靠、更相关的会计信息，但必须在附注中加以说明。同时，不同医院在同一时期内的水平比较也是具有可比性的，因此，必须采用统一的会计处理方式，各医院的会计指标必须是统一的。

五、重要性原则

医院的财务报表必须全面反映医院的财政状况和经营成果。对重大业务，应分别反映。在医院的会计信息遗漏或错误的情况下，它将会影响其使用者做出正确的决策。医院会计工作中的重要性也体现出医院管理活动环节的重要，医院进行会计核算也是要花费成本的，如果要求会计信息过分精确，医院付出的会计核算成本可能超过由于会计信息精确化提升的医院服务水平的效用。

六、及时性原则

医院会计工作要坚持及时性原则，会计信息能够对医院的经营活动进行及时的反馈，这样会计信息才能对于政府部门的决策产生信息的价值作用，大大提高医院财务报告的使用效用。会计信息的及时性还体现在会计信息的确认、计量、记录等过程中，要及时收集、处理和传递医院会计信息。

七、其他原则

除了上面的基本原则之外，医院应当按照交易或者事项的经济实质进行会计确认、计量、记录和报告，不仅仅以交易或者事项的法律形式为依据；医院经营支出与相关的收入应当配比，体现医院投入与医院产出的对比；医院应当对各项财产物资按照取得或购建时的实际成本计价。除国家另有规定者外，不得自行调整其账面价值。医院对交易或者事项进行会计确认、计量、记录和报告时要保持应有的谨慎，如果医院故意低估资产或收入，或者故意高估负债或费用，将不符合会计信息的可靠性和相关性要求，将损害会计信息质量，扭曲医院实际状况。

第四节　新医院会计制度的变化

一、新医院会计制度下医院会计核算的变化

（一）核算基础和适用范围

新制度要求对于财务会计的核算基础采用权责发生制，而旧制度中采用的是收付实现制与权责发生制并存，由此可以看出通过制度的改革，医院的经营性质发生了一定变化，将会更接近于独立经营的企业性质，虽然医院属于事业单位，但它又与其他事业单位的经济体制有一定的差别，这也决定了医院进行会计核算的特殊性。由于新制度对于财务的核算采用的是权责发生制，这种方式的核算与企业一致，权责发生制对于收入的确认条件更为严格，所以政府部门将对医院进行更为严格的监管，严格把控医院的核算流程，通过对医院费用与收入的核算把控内部控制的力度和医院整体绩效的控制等。因此，政府部门取消医院对于财务会计的核算基础使用收付实现制是更符合社会发展与相关制度原则的。旧制度在我国执行的主要原因是因为当时我国的国情，医院大多为公有制，私人医院基本没有，而旧制度不适用于私有制的医院，因为旧制度采用的是收付实现制，这种核算基础，对于成本核算、会计信息、资产管理等方面都没有以权责发生制为核算基础的账务处理来得准确。

（二）会计核算模式的变化

医院在此前实施的《医院会计制度》中，只对发生的各类经济事项进行财务会计处理，但在新《政府会计制度》中，则要求医院使用"双功能和双基础"的会计核算方式。也就是说，在会计处理中，使用预算和财务两者共同进行会计处理；在核算基础上，分别使用收付实现制与权责发生制。由此对医院的财务状况做出更完整的反映。

（三）会计科目设置的变化

新《政府会计制度》中的会计科目是对过去旧制度下会计科目进行适度删减

与合理增加而设置的，其中预算科目均属于全新科目，这也是此次改革在会计科目上最大的变化，即增设了预算收入类、预算负债类、预算结余类科目来反映单位的预算执行情况。新《政府会计制度》中对各部门会计科目进行统一，不再按单位行业和类别进行区分，同时各单位可根据需求增设相应明细科目。比如，在"应收账款"下根据款项的分类，如医保医疗款、门急诊医疗款、住院医疗费等，设置明细科目，以求核算内容更加清晰。在收入类科目中增加"事业收入"用于核算医院各类与事业活动相关的收入，在其下设置"医疗收入""项目收入"等各类别加以区分，同时医院还可根据需求自行增加"挂号收入""诊疗收入"等三级明细科目，使对收入的核算更加具体化。

新《政府会计制度》中最大的变化就是把原来的"支出"变为"费用"，这体现了成本核算的原则，其余的还是为资产、负债、收入等。

1. 资产类科目

①增加了"库存物资"的核算范围，比如药品、医疗消耗性材料、易耗品和其他材料的进货成本。②"固定资产"确认标准发生变化，一般固定资产确认价格为 1 000 元，专业仪器大于等于 1 500 元，而原来的固定资产只要大于 500 元就计入该科目。③"无形资产"核算按入账价值计量，与固定资产一致。④将"基建工程"纳入"在建工程"。⑤"财政应返还额度"和"零余额账户用款额度"的新增，帮助医院核算相关资金。⑥"坏账准备"的范围变小，减除了在院病人医疗款。⑦增加"预付账款"科目，在年终对出现坏账的赊款账款转入"其他应收款"，并计提坏账。⑧取消"开办费"科目。⑨新增"长期待摊费用"科目，核算一年以上的费用。

2. 负债类科目

①依照企业的会计处理体系，增设"应付票据"科目。②与员工有关的费用计入"应付职工薪酬"科目，如员工的退休费，这有助于医院核算员工工资。③"应付福利费"的核算按照规定计提，"专用基金"科目下不再包括职工福利费科目核算。④将"应收缴缴超收款"科目纳入"应缴款项"科目，进一步核算医院应按规定缴纳的款项，如国库缴纳款等。⑤新增"应付社会保障费"科目。⑥增设"应缴税费"科目。

3. 净资产类科目

①"事业基金"的核算范围进行了改变，只核算医院净资产，并且是非规定

性用途的资产，主要为科教项目结余金额和滚动存入的结余资金。同时该科目不再下分为投资与一般基金，也不包括财政补助性质的支出结余资金。②增加了为应对风险而提取医疗风险基金，并计入"专用基金"科目，该科目取消修购基金。③"科教项目结余"和"财政项目补助结余"不再并入"本期结余"科目核算，而是单独核算。"本期结余"科目只核算基本业务收支结余情况。④增强了"待冲基金"对预算和财务信息的表现。

4. 收入费用类科目

①增加了"医疗收入"的核算范围，包括病人进行门诊的费用、住院的费用，而门诊的费用包括药品费用、挂号费等。②把上级政府部门对医院的补助、处置固定资产的收入都计入了"其他收入"核算范围。③"其他支出"包括出售固定资产时花去的费用，但把医疗事故发生时进行的赔偿金额进行了扣除。④"医疗支出"范围加入了医疗事故发生时进行的赔偿金额，且把"药品支出"和"医疗支出"都算入了"医疗业务成本"科目。

（四）会计报表体系的变化

首先，医院在出具的会计报告种类上做出了改变，在过去的旧制度下，医院在季末、年末仅通过资产负债表、收支汇总表等财务报表来出具单位的财务报告，并未形成独立的预算会计报告，而新政府制度规定医院出具"财务＋预算"双报告，两种报告在会计基础与报表形式上相互独立，但在反映医院的财务与预算情况上又做到了相互补充。

其次，新政府会计制度下对医院财务报告所反映内容的要求做出了改变，旧制度下要求医院的财务报告能够对其当期财务状况进行如实的反映，而新制度则对财务报告的要求进行了拓展，要求其不仅要反映单位履行受托义务和职责的情况，还要反映单位对于财政资金的利用效率，发现单位是否运用有限的资金获取到最大的效益。

最后，新政府会计制度下会计报表体系的构成与类别也有所改变，从过去单独的财务会计报表升级为由"预算＋财务"共同组成的政府会计报表体系，具体构成的种类如表 1-1 所示。

表 1-1　新政府会计制度和新医院会计制度下报表类别对比

制度名称	功能	会计要素	要求出具报表	报表组成
新政府会计制度	预算会计	预算收入、预算支出与预算结余	决算报表	预算收入支出表 预算结转结余变动表 财政拨款预算收入支出表
	财务会计	资产、负债、净资产、收入和费用	财务报表	资产负债表 收入费用表 现金流量表 净资产变动表及其附注
新医院会计制度	财务会计	资产、负债、净资产、收入和费用	医院财务报表	资产负债表 收入费用表 现金流量表 附注及财务情况说明书

从上表可以看出，新政府会计制度下的会计报表体系比原医院会计制度丰富了许多。原医院会计制度要求医院出具由资产负债表、收入费用表及附注等构成的医院财务报表，而新政府会计制度下的综合财务报表由财务报表和决算报表构成。从细节上看，新制度在财务报表中增加了净资产变动表，而对于其他财务报表在结构上并无变动，只是在科目上进行了扩充与删减，修改后的财务报表体系能够更准确地反映医院的资产与负债情况，并加强对成本费用和资产价值的真实体现，有助于医院进行财务管理。就整体而言，新政府会计制度将各类别行政事业单位的会计报告进行了规范与统一，对于整合编制各地区部门的综合财务报告起到很大帮助，也为国家对行政事业单位的管理提供了支持。此外，双报告体系不仅能为政府进行财政预算管理提供依据，还能为各界对政府财务信息状况的掌握提供更客观、准确的保障。

二、新医院会计制度下医院财务核算的变化

新医院会计制度的颁布实施，使医院的生存环境得以改变，对于医院的财务管理工作也提出了更高的要求，此时财务核算作为重要节点，势必也会因此受影响。新医院会计制度对于财务核算的变化集中体现在如下几个方面。

第一，新医院会计制度对于计成本控制的变化。对于医院而言，会计核算属于成本核算系统中的重要节点，其对于财务会计核算工作的影响是比较大的。尤其在新医院会计制度不断执行的过程中，一些医院使用的还是传统核算方式。传统的财务核算，可以将其界定为初级，往往难以满足实际医院成本控制的诉求、

财务管理的诉求，这样就可能出现成本控制不力、运营成本居高不下的问题，对于要进入市场中参与竞争的医院而言，医疗资源处于严重浪费的状态。从当前的实际情况来看，医院会计核算需要进入更加全面的状态，确保事前控制、事中控制和事后控制能够协同，这样医院的成本消耗情况、医院的经营情况、医院的费用支出可行性情况都可以很好地反映出来，由此为后续成本控制工作、会计核算工作、监督考核工作奠定良好的基础。

第二，新医院会计制度对于财务规定核算造成影响。从理论上来讲述，固定资产核算属于账面价值，应该将其看作计量标准，一些固定资产会因为时间的变化出现磨损，此时账面价值如果还是原来的数据，就可能出现凭空增值的情况，与实际情况难以保持吻合。此外，部分自负盈亏的医院财务在折旧处理的时候，与实际的规则相违背，这样也会对实际会计核算工作造成不良影响。

第三，新医院会计制度对于费用分摊处理造成影响。费用分摊处理是原本医院财务处理中的习惯之一，这与当前新医院会计制度之间是不吻合的，应该积极进行摒弃。费用分摊实际上就是参与到实际财务核算中去，但是医院的运营是以间接参与的方式来进行的，财务处理的效果往往不是很理想。为了改变这样的局面，就需要积极去调研财务核算工作中存在的问题，然后寻求有效的应对方案，确保实际的财务核算工作朝着更加高质量的方向发展和进步。

第四，借助新医院会计制度，可以引导医院长期资产补偿机制朝着更加完善的方向发展和进步。在之前的医院会计制度框架下，一些长期资产消耗，多数处于难以及时补偿的状态，这种问题可以在新制度下得以改善。固定资产计提折旧和无形资产摊销环节的优化，可以使资产价值朝着更加准确的方向进展，这样无论是资产的损耗还是投资规模，都会进入更加精细化管理的状态。

第五，重视财务预算对于医院经济活动的把控问题。也就是说，依照新医院会计制度的诉求，财务核算的范围不断延展，与整个医院经营活动关联开来，任何收支行为都会被囊括进去，并且依照对应的程序，对于实际收入和支出行为进行核查，如果存在超过预算的，或者有结余资金的，都应该依照规范来进行办理。依靠这样的措施，无论是医院的日常开支还是项目投资的运行，在资金使用板块都会更加合规、更加精准。在新政府会计制度下，增加了医院对于出具预算会计报表的要求，新增了预算收入支出表、预算结转结余变动表以及财政拨款预算收入支出表。这是原会计制度中没有的内容，对于这新增的三张表，医院相关财务人员应当尽快熟悉并根据以往的相关科目进行新的结转。对预算收入支出表而言，其反映的是期间内医院预算的收入与支出情况，同财务报表中的收入费用表相似，也属于期间报表，只需按新增发生额进行及时填制即可，无须对其进行衔接调整。对于预算结转结余变动表以及财政拨款预算收入支出表而言，影响其填制的最主要问题就是年初金额的确定。我国政府为了解决这些报表在新旧制度衔接过程中的各种问题，专门针对各类报表的编制做了详细的说明，其中关于财政拨款预算收入支出表以及预算结转结余变动表的说明中明确指出，医院可以不在表中填列上年年末的余额，但是需要根据上年的余额将非财政补助与财政补助进行划分，分别确认为本年财政拨款和非财政拨款的年初结转结余金额。新增加的预算报表，不仅能够准确地描述医院的预算收支状况，也能够全面地反映医院预算的执行情况，有助于医院进行科学的预算管理。

第六，医院的财务报表体系会更加完善。对于资产负债表而言，其在新政府会计制度下的格式与结构上变化不大，主要的变化在于会计科目的增减以及核算方式的转换导致的科目余额变动，医院需要根据新规定下的核算方式进行相应的转换与调整，并按照调整后的余额填制报表。新制度下的资产负债表能够对医院的资产负债信息进行更真实的反映，有利于管理者掌握医院财务状况，并提高资金利用效率。对于收入费用表而言，新制度对其在结构上进行了优化，将收入与费用项目进行了细分，比如在当期收入栏下将医疗收入、科教项目收入、捐赠收入、投资收入等进行单独的列式；在费用栏将各类财政经费、经营费用、上缴上级费用等进行单独列式，如此能够更直观清晰地反映医院收入与支出情况。收入费用表属于期间报表，只需在当期按照新制度下的发生数据进行填报，在新旧制度衔接时无须进行转换。对于净资产变动表而言，这是新制度下增设的财务会计报表，主要用于反映医院在会计年度内的净资产项目的变动情况。编制净资产变动表的难点在于确定上年的年末余额。对医院而言，需要根据政府会计制度的相关说明按照本年各期期末的实际情况编制报表，但要对报表中的数据进行调整，使本年的净资产变动表余额与本年的资产负债表净资产的年初余额相等。医院在本次新旧制度的报表衔接中，只需根据资产负债表中各项净资产余额填制净资产变动表即可。对本期预算结余与盈余差异调节表而言，根据政府会计制度的规定，单位需要根据实际情况编制本期预算结余与盈余差异调节表，并在附注中披露具体信息，在此基础上分析预算会计与财务会计的关系。政府会计制度采用的核算模式既能满足部门编制报告的需要，又能符合部门决算报告制度的要求，对单位财务管理以及政府监督都起到十分重要的积极作用。

三、新医院会计制度下医院成本核算的变化

财政部关于印发《政府会计制度——行政事业单位会计科目和报表》的通知中明确提出，自 2019 年 1 月 1 日起废除和停止执行《医院会计制度》和《基层医疗卫生机构会计制度》，从目前发布的有关文件中的新医院会计准则来看，无论是在记账规则、核算方法都与以往的制度有较大的区别，主要体现在以下几个方面。

首先，医院核算基础由收付实现制改为权责发生制，明确医院会计科目分类，以满足成本核算精细化的要求，比如将原有的修购基金转为计提折旧，不再根据医院收入或结余进行计提，真实反映固定资产现有价值，准确体现资产负债率。

其次，全面加强医院会计监督预算管理，也就是确立了兼顾财务管理和预算管理双目标、双基础的会计模式。这不仅强调医院是公益性机构，服务价值是满足广大普通民众健康需求，而且可以通过核定收支、以收抵支、差额补助等预算管理办法，增强医疗机构成本构成的透明度，在加强成本控制的同时，制约不合理收费现象，如"待冲基金"这一会计科目，可对财政性购买资金购买固定资产支出进行计提，既可以反映预算支出，又不增加成本费用，充分体现了预算信息和财务信息。

再次，随着医院外部经济环境的变化，新会计制度也调整了一些会计科目的使用，以确保成本核算合理性和实用性，促进医院会计信息的真实性，比如在新医院会计制度里取消"药品加成"核算科目，将医疗和药品进行总体会计核算，既可以改变过去以药养医的现象，减少医院不规范的行为，又可以避免因充"管理费用"不当造成误解。

最后，新医院会计制度最大的亮点是增加成本报表体系，对成本管理对象、目标，成本分摊流程以及成本分析均做出明确规定，可以将医院成本从不同层面、不同角度清晰呈现，加强自身运营管理的同时，强化成本控制考评医疗服务的效率。

四、新医院会计制度的变化及其积极意义

（一）增强了绩效管理

医院虽是公益机构，但也具有一定经营性。过去的医院会计制度对于医院运营成本没有进行很清晰的反映，不利于准确全面地体现医院的资金使用效益。而政府会计制度下权责发生制的引入建立了较完整的成本核算机制，能够更清晰地反映收入与费用的关系，使医院利用最低的运营成本达到最优的绩效水平。同时，

医院可以将部门成本纳入职工绩效考核中，有助于增强职工的责任意识，提高其工作积极性，从而提升医院的财务管理能力，推动医疗事业的健康良性发展。

（二）增强了内部管控与财务监督力度

医院的自身体制特殊，其内部与外部都没有较强的竞争性，这就导致其在内部管控与财务监督工作上缺乏重视程度，对于各项资产、各项成本的管控工作都存在疏忽，且没有规范的考核机制，容易造成滥用资金、铺张浪费等问题发生。随着新政府会计制度的执行，调整了医院会计核算方式，重建了医院会计体系，同时医院还按要求设置了成本控制、内部监管的岗位，并对各岗位工作内容与流程加以规范，提高了各岗位人员的工作质量，提升了医院所有部门对内部管控工作的重视程度，同时也增强了医院财务监管的力度。

（三）增强了成本控制力度

在过去的医院会计制度下，医院的会计核算模式比较单一化，对于财务信息的反映不够全面，医院本身对于成本控制的意识也不够强烈。在新制度下，要求医院重视并规范成本核算模式，增强成本管理的力度。为了使成本核算工作更加清晰、准确，要求细化医院成本核算的内容与流程，比如，院内各个科室部门涉及多种不同的医疗设备、物资、耗材、药品等，新制度提倡医院以部门科室为单位进行成本管理工作，分别对各单位发生的成本项目进行核算，同时还制定了明确的核算目标与方法，大幅提高成本核算的执行力度。在规范的模式与科学的方法下，新医院会计制度有效地增强了医院成本控制力度，同时提高了医院的成本管理水平。

第二章 医院资产的核算与管理

医院资产是行政事业单位非经营性国有资产的重要组成部分，是实现医院医疗、科研等职能的主要物质基础。通过对医院资产进行核算与有效管理，可以实现对医院资产精细化、科学化管理的目标。本章分为医院资产管理现状、医院资产核算与管理实务、医院资产管理的策略探讨三节，主要包括医院资产管理的国内外研究现状，医院资产的主要构成，医院资源资产管理存在的问题，医院货币资金、应收及预付款项、存货等资产核算与管理，加强对资产管理重要性的认识、对货币资金内部控制等内容。

第一节　医院资产管理现状

一、医院资产管理研究现状

（一）国内研究现状

2017 年，阎星云、缪建成等认为我国医院目前依旧使用传统管理的方式方法管理医院资产，具体工作存在很多方面的问题。2018 年，刘爱萍认为医院的资产是医院运营和财务管理的基础保障，医院的资产主要可以分为流动资产、固定资产和无形资产。在医院的正常运行和投资活动中，要做好事前分析，提升资产使用效率。2019 年，叶青指出，固定资产是医院资产的主要部分，提升固定资产管理水平，可以使医院业务顺利进行，获得医院经济效益和社会效益的双丰收，为社会总体效益做出贡献。同时，国有资产的保值、增值工作做得好，可以更好地服务社会，具有重要的社会意义。比如，资产管理分散，缺乏专业管理体系，缺乏动态监管管理；实物管理不到位，价值管理不符合实际，账实不符的乱象频出，会计核算时有错误发生；信息化管理水平低下，资产信息达不到精确、准确的标准要求，医院内部的成本、预算管理缺乏数据支撑。

国内关于医院资产管理绩效评价自 21 世纪开始多集中于对其绩效评价指标体系的研究，并且目前尚未形成一个被广为接受的、完善的评价指标体系。2002 年，李国红首先利用专家咨询方法，对医院经营状况、业务水平和病人满意度三个维度赋权，经过多轮评价后最终确定以上三个维度的权重分别为 40%、50% 和 10%；然后再依据三个维度分别设计相应的评价指标，并且进一步经过专家赋权；接着利用构建的评价指标体系通过问卷调查的方法对上海市几所医院的绩效情况进行打分、评价；最后，按照形成的评价结果提出相应的改进意见。2009 年，别清华在其硕士毕业论文中重点通过统计学研究方法建立了多维度、多角度的医院绩效评价指标体系和设计了相应的绩效评价模型。在指标体系设计方面，按照平衡积分卡的基本思想，建立"患者维度、内部流程维度、学习与成长、财务维度"四个维度并赋予相应权重，分别为 0.25、0.45、0.15 和 0.15；然后从以上四个维度分别设计相应的评价指标，其中患者维度有品牌形象、患者信任等，内部流程维度有医疗效率、质量、社会责任等，学习与成长维度有人员结构等，财务维度有运营能力、发展能力等，合计 14 个关键绩效考评指标。然后基于该指标体系，通过问卷调查和实地调研的方式对青岛市 5 所医院进行绩效考评。2014 年，元慧在博士毕业论文中，首先从管理体制、医疗卫生改革和发展背景等方面比较了我国医院绩效管理与国外医院绩效管理的差别；然后基于我国的国情和现阶段医疗改革方向，在绩效评价指标设计上有了一定突破和创新；最后，在实践中又对该指标体系进行了可行性研究。其在评价指标的设计方面特别引入卓越绩效管理的思想，立足于医院绩效改革方向，构建了医院绩效管理三级指标考评体系。其中包括：战略、领导、员工、测量、分析、知识管理、结果考评七个一级指标；并且在权重的设计方面，诸如医疗效率、公众满意等医院社会效益表现的指标权重均大于财务方面的指标权重。通过这两个方面的创新，对于我国的医院绩效评价指标体系有了较好补充。对于医院资产绩效评价的研究渐有转向理论研究与实证研究结合的趋势。2016 年杨春霞在其文章中以一所三甲医院为评价对象，通过对医院固定资产管理的专家调查，运用层次分析法建立科学、合理、可行的固定资产管理绩效评价指标体系，运用模糊综合评价方法进行实证分析评价，并提出固定资产管理存在的问题和完善的措施，为加强医院固定资产管理提供借鉴。

从以上的文献研究成果来看，对医院资产管理绩效评价有相较于一般企业资产绩效评价的特殊性。并且从整个发展历程来看，我国医院的绩效考核逐渐由过度注重经济效益转向重点针对效率、满意度的考量。这有助于引导我国医院更加关注社会效益，有效约束医院单纯追求经济效益的趋利行为。

值得注意的是，随着"互联网＋医院"的逐渐发展，各个医院的信息化利用水平不断提升，因此在该现状下，国内各专家、学者对于医院资产管理绩效评价的研究除了过去从评价指标体系的角度进行研究之外，还结合信息化、互联网等应用场景探索新型的绩效管理模式，进而拓展研究方向和丰富研究内容，使其更好地履行辅助资产科学化管理的重要职能。随着近年医院信息化水平的不断提升，特别有学者提出借助其信息手段实现全面预算绩效管理。2019 年，于俊红提出医院通过构建集中式预算管控系统来融合预算管理、成本管理及绩效管理，以整合的系统和方式打破信息孤岛、实现医院资产的经费申请—预算控制—审核—支付—核算—绩效评价一体化的管控流程；并指出医院依托该管控系统，可以解决预算与结果相分离的难题，从而使财务内控和全面预算管理得以有效运行。

（二）国外研究现状

国外大多称医院为"卫生保健部门"（health-care sector，以下统称"医院"）。根据世界卫生组织欧洲区域办事处 2012 年的统计结果，在欧洲，国家支出的 35％～70％用于卫生保健部门。由于美国等发达国家的理论研究水平与信息化水平较高，对固定资产内部控制的研究领先于我国。皮阿卡什（Prakash S. Deo）认为，固定资产控制应该站在整个公司的高度进行管理控制，不应该局限于日常管理，应该结合企业大方向目标进行管理，并充分衔接好各个环节和部分进行管理。奈尔森·安纽马克（Nelson M. Anumaka）深入研究了固定资产管理中的关键环节，通过相关指标分析为固定资产采购决策给出建议，为固定资产整个生命流程管理提供数据参考。卡里·露巴德（Carly Lombardo）认为，固定资产管理水平的提升会加强企业固定资产的内部控制，有利于企业资源合理使用、合理配置，减少成本，提高企业整体管理水平，增强企业竞争力。

对医院资产的绩效评价对于财政部门等监管主体来说至关重要。对于医院资产绩效评价的研究，国外学者多集中于医院的实物资产。日科尔（Rechel）认为医院资本投资决策（建筑物和医疗设备）将对未来 30～50 年的医疗保健的使用和提供产生重要影响，从而影响公共支出的效率。因此根据其研究内容，主要是通过对医院建筑、设备等实物资产的使用效率进行考核，进而为优化医院资产管理流程和提高医院资产的成本效益提供依据。近年来也有学者将医院的实物资产绩效评价作为医院财务战略管理的重要职能之一进行研究。挪威学者玛丽瑞特·瓦楞（Marit Store-Valen）在其文章中通过评估挪威医院设施的实物资产在技术条件、建筑性能、可用性和适应性方面的状况等来评判医院资产绩效管理面临的挑战，并且提出如何从运营思维转向以财物战略管理的角度来改善医院建筑、设备等实物资产的配置，从而提升医院资产的使用绩效。随着互联网的发展和信息技术的成熟，越来越多的学者也将其作为研究角度纳入对医院资产管理绩效评价中。迪帕克·达西亚（Deepak Dahiya）在其论文中通过案例研究的方法探讨政府的信息化投资对其电子政务的影响，其中包括对政府资产管理的绩效评价。首先构建IT 功能与政务绩效的框架；然后根据用于演绎理论构建的访谈方法收集数据；接着对其所构建的概念框架进行模型检验与实证研究；最后得出信息化运用对于电子政务绩效（包括政府资产管理）具有积极影响。

国外许多国家针对医院资产的绩效评价具有其特有的管理模式和评价体系。美国对于退伍军人及符合条件的家属医疗健康评价指标有临床质量、医疗可及性、病人满意程度、临床功能、社区健康、成本效益这六大方面，然后再从这六个方面进一步细分，总结出具体的考核指标，比如对于病人满意度这一维度是通过"就医便利性"等 17 个考核指标构成。英国国家医疗服务体系（NHS）每年对医院的年度考核评分结果包含两个部分：财务管理的评分和服务质量的评分。为了提高对医院资产管理绩效考评的科学性，英国国家医疗服务体系重点将公正、个性化、有效性等原则作为绩效考评指标设计的考量标准。特别地，在考核指标体系设计中更加看重对于医疗过程中和护理方面的服务质量的评价，主要包括医疗服务及时性、健康福利、出院后护理情况等 11 个考核指标。并且，英国国家医疗服务体系还重视考核结果的公开、透明，每年均会在官网上公布各院考核结果和发展建议，然后医疗委员会会对考核结果进行监督和抽样进行实地调查，以保证结果的客观、公正。日本于 1995 年成立第三方外部考核组织"医疗质量考核工作组"来对医院运行效率进行考核评价。该机构本着内外统一评价的原则，医院通过接收的调查表自查自评以及评审委员实地调研相结合的考核方式对年度医院的运行状况和资产管理效率等方面进项评估。一方面，医院的自我评估重点反应医院的基本状况；另一方面，实地调研则更加突出对医疗服务、患者满意度和资产使用绩效的考察，并且根据评估结果，审核小组还将对医院的发展提出改进意见。

通过以上国家对于医院管理绩效考核可以看出，它们并不仅仅考核医院的资产绩效情况，或者仅将该部分作为整个绩效考核的一个子项目，而是更多地将经济效益和社会效益相结合，这也正是体现了医院相较于社会一般企业具有非营利性和社会服务性的特征。对医院进行绩效考核的重要前提是根据各医院的职能和特点明确考核目标，以上国外医院的绩效考核体系注重公平、质量和效率的考核，此类考核重点值得我国借鉴。同时，国外医院考核实行内部考核与外部考核相结合的制度，两者相辅相成，考核结果更加客观、公正，这都是我国在对医院资产绩效评价中值得学习的地方。

二、医院资产的主要构成

在会计的定义中，资产指的是企业拥有、控制的，主要因为过去交易事项形成的，预计可能会让经济利益流入企业的资源。医院的资产也不例外，指的是能够为医院带来经济利益的资源。医院资产负债表如表 2-1 所示。

表 2-1　医院资产负债表

资产期末余额	年初余额	负债和净资产	期末余额	年初余额
流动资产：		流动负债：		
货币资金		短期借款		
短期投资		应缴款项		
财政应返还额度		应付票据		
应收在院病人医疗款		应付账款		
应收医疗款		预收医疗款		
其他应收款		应付职工薪酬		
减：坏账准备		应付福利费		
预付账款		应付社会保障费		
存货		应交税费		
待摊费用		其他应付款		
一年内到期的长期债权投资		预提费用		
流动资产合计		一年内到期的长期负债		
非流动资产：		流动负债合计		
长期投资		非流动负债：		
固定资产长期借款				
固定资产原价		长期应付款		
减：累计折旧		非流动负债合计		
在建工程		负债合计		
固定资产清理净资产：				
无形资产		事业基金		
无形资产原价		专用基金		
减：累计摊销		待冲基金		
长期待摊费用		财政补助结转（余）		
待处理财产损益		科教项目结转（余）		
非流动资产合计		本期结余		
未弥补亏损				
净资产合计				
资产总计		负债和净资产总计		

由表 2-1 可以看出，流动资产和固定资产是医院资产的主要部分，其余还有无形资产和其他资产。

（一）流动资产

医院流动资产主要包括医用耗材、医用物资、药品和医学试剂等。

医院的主要业务开展依靠这些流动资产，药品和医用耗材占据了流动资产的较大比重，由于医院的特殊性，流动资产的质量安全直接关系到患者的安全，因此，无论对医院自身来说还是对就医患者来说，提升医院流动资产的管理水平都是非常有必要的。其中医用耗材可以分为高值医用耗材和低值医用耗材。高值医用耗材是相对于低值耗材来说的，主要是指医用专科的治疗用材料。

（二）固定资产

医院的固定资产因其所处行业特殊性，主要可以分为三大类别：第一类是医疗设备，主要是各类诊断、辅助医疗设备，比如加速器、呼吸机等；第二类是基础设施，主要是医院配套的基础设施，比如住院门诊楼、车辆、病床等；第三类是计算机及网络设备，配套大多数医院现有的 HIS。

医院的医疗设备是医院的核心资产，占据了固定资产的大部分比重，也是医院现代化程度的重要标志。设备是医院进行医疗服务、医疗教学和医学研究的基础，是提高医学水平的基础。

（三）无形资产及其他资产

医院无形资产主要包括技术类、形象信誉类、特许标识类、作品类、信息类和精神文化类无形资产。这类资产并不是以实物形态存在的，是以知识形态出现，依附于其他有形资产呈现出来的。其价值不具备像实物的稳定性，由脑力活动完成创造，价值难以估算，能够持续地为医院创造价值，受到法律的保护。

医院其他资产指的是除去上文提到的流动资产、固定资产和无形资产剩余的其他类型的资产，包括长期投资、在建工程等。

三、医院资产管理存在的问题

（一）医院资产管理意识问题

医院资产管理的问题主要在于对资产管理的认知不够，管理层对国家和政府新颁布的政策法规理解能力不足，医院的管理者对资产管理的重视不够，管理模式陈旧、缺乏经验，导致资产管理流于形式。资产管理的涵盖面较为广泛，除了行政科室使用的一般设备、建筑物之外，医院的重要资产主要在临床和医技科室，虽然其人员在医疗和科研方面具有丰富的经验，但是在资产管理方面的经验多数不足，对资产的申购更加侧重于采购新设备来增加诊疗数量、提升医疗收入，往往忽视了资产闲置、资金浪费、资产使用率低下等问题。而且，对后期资产的使用、维修保养、消耗统计也不够重视，导致资产管理中存在的问题不能够及时得到分析和解决，造成国有资产的损失和浪费，不利于医院事业的健康可持续发展。

（二）资产管理制度问题

医院资产种类繁多，因此，在规章管理制度和管理流程上面存在一定的难度，未因地制宜地制定符合自身情况的资产核算制度，未能及时将各项资产管理措施落实到相关部门。此外，部分医院未能紧跟国家宏观政策的引领，也未能因内部环境的变化而进行相应的动态更新。部分医院在资产管理方面还未建立完善的内部控制与监督体系，对于资产的采购预算、入库、保养维修、毁损报废等动态过程缺乏全方位的监督。到目前为止，许多医院的资产采购预算还停留在相关部门、科室提出申请，经过审核立项论证、专家点评、公开招标、中标公示、采购入库、科室申领出库、设备保修保养、资产报废毁损等一系列流程上，而缺乏完善的资产管理和监督制度，采购资产申请的随意性较强，采购资产总额的可控性较差，同时医院还未建立健全全面预算管理制度，也未将预算贯彻执行到部门预算。

（三）资产预算管理问题

随着我国医疗卫生体制的改革，预算管理成为医院管理体系中不可缺少的环节，编制预算能够给医院的管理带来新的方向。但当前一些医院预算管理松散、研究缺乏，同时缺少预算管理方面专业人才，缺乏预算管理经验。

①战略导向不明确。战略导向是一家医院前进的方向，医院作为一个特殊的非营利组织，上下级在信息传递过程中可能会因个人理解不同而影响战略的准确定位。一些医院没有将预算管理和战略导向结合，缺乏对长期发展目标重视，过于追求短期利益。战略导向是一个抽象的目标，如果不被具体计划与分解，员工也无从参与，难以达到预期效果。

②信息不对称。由于预算部门和各个管理部门、科室必然存在信息不对称的

情况，而目前医院信息化程度也处于较低水平，业务和财务部门消息不互通，预算部门不了解科室部门的真实情况，极大可能出现预算偏离实际的情况。同时，在后期预算的执行过程中，由于沟通交流不及时、执行调整困难等原因，可能使预算和实际产生较大出入，在下一个年度，再根据错误的执行数据进行预算，形成恶性循环。

③组织架构形式化。预算编制过程多是查阅相关案例、参考专家意见、经过多方讨论才制定实施的，是具有一定的科学合理性的。但是在实际医院预算编制过程中，预算编制的较多步骤流于形式，使预算编制的组织结构性能弱化。这可能导致预算目标的制定过于随意，最终导致预算无法落实到位。

④预算指标体系不完善。医院都在尝试通过完备的预算管理提高医院的综合效益，但是由于每个预算制定者对指标偏好的不同，导致一些医院的指标过于偏向单一方面，或是财务预算，或是业务预算。而单一指标并不能够代表全面预算的管理水平，比如预算指标中缺乏诊断符合率、患者平均住院日等业务指标，就不利于分析某科室的营运状况和改进方向。在医院的预算管理中，不仅需要财务指标，而且需要非财务指标，这样才能全面提升医院的综合效益。

（四）资产执行管理问题

1. 流动资产管理问题

（1）货币资金

医院的货币资金包括现金、银行存款、零余额账户用款额度等类型，与其他类型资产相比，医院的货币资金变现能力强，收款方式多样，交易频繁，是医院资产管理中的重点。

第一，内控建设不完善。医疗收款费用是货币资金的重要组成部分。首先，其收款方式多样，随着科学技术进步，医院不仅仅有现金支付方式，还有自助机、支付宝、微信、网银等方式，而部门之间的往来款管理松懈，这样多样化的收款方式加大了账务核对难度，容易造成"小金库"存在，导致挪用、贪污的发生。其次，部门之间存在信息障碍。收入管理部门不统一，而部门之间又缺乏实时的核对、查证，也容易滋生货币资金管理的乱象。

第二，信息化建设滞后。医院资产的主要方面在存货和固定资产方面，而医院也较为倾向于投资医院的医疗设备，往往会忽视货币资金管理的硬件、软件设施，而信息化的滞后会直接导致货币资金监督管理不到位。同时，缺乏实时核对，会导致在发生问题时需要花费比问题本身更多的精力去寻找问题环节，加大了工作的难度。除此之外，即使医院配备了较好的硬软件设施，由于管理人员水平有限，也缺乏对信息系统的高度利用，没有达到资金管理预想的效果。

（2）存货管理问题

医院作为非营利性机构的一种，它的目标不仅仅只有经济效益，它还充当了创造社会公众利益、弥补医疗服务成本的角色，因此其存货的目标是为了满足整个社会的医疗需求，而不是产生更多的经济效益，可以说产生更大的经济效益只是存货目标的一小部分。由此来看，医院的存货也是其资产中的重要角色。

①药品方面。首先，从药品本身来看。药品种类繁杂、数量大。在存货作业过程中，虽然一部分流程采用了简单的医疗信息管理系统，但大部分流程仍然主要依赖于传统人工模式，存货的入库、出库和盘点绝大部分由人力完成，工作量极大，耗时耗力，且极其容易导致系统数量与实际数量产生误差，出现账实不符情况，造成存货控制水平低下。除此之外，部分药品有其特殊性，有着严格的使用期限，对贮存条件也有较高要求。比如血液就是特殊的存货，也算作药品的一种，它对贮存条件有很高的要求。目前来看，由于药库管理人员的业务水平不够高，缺乏对现代药品管理的知识和方法的学习，信息系统管理应用水平较低，药品类存货的大量数据信息无法共享，增加了医院的管理成本。其次，从药品流通方面来看。近来市场上药品流通乱象层出、管理混乱，假药在药品流通过程中混入，或者药品发生变质、失效，各种问题从未间断。虽然医院信息系统实现了一定程度的信息化，但不足之处显而易见，如它并不能查阅药品采购的详细信息、实时定位了解药品用途、各个部门信息共享性低，这种种问题都使医院的信息管理系统建设受到制约。

②医用耗材。一般医院的医用材料采购周期为一个月。在医院的实际工作中，工作人员很少实时统计医用耗材每个月的实际用量，而是按周期和按现有库存量进行下一次采购，由于工作人员缺乏相应的科学统计和专业知识，无法确定每种医用器材的科学采购量，所以常常出现某种器材库存过量，不仅占用库存空间，而且增加了存货成本，占用医疗资源；或者造成某种器材短时间内短缺，造成患者不能及时治疗的情况。医院的信息管理水平都处于浅层次，信息管理系统需要人力协助，系统难以碰触到业务现场，无法准确了解医用耗材实际状态，这将直接导致物品和信息不对应。除此之外，在传统的医用耗材管理模式下，耗材的实时信息采集困难；如果实时跟进就需要耗费大量时间和精力，集成效率低下，且无法同步在系统中，无法共享给需要实时信息的部门，在后期账务处理中还要重

复操作，加大了医用耗材管理的工作量，加大了工作难度。

2. 固定资产管理问题

固定资产是医院总资产的重要组成部分。提升固定资产管理水平，有利于提高医院的工作水平和效率，在保障医院正常运营的同时，促进医疗资源的优化配置，提高医疗资源利用率，推动医院的可持续发展。当前，随着科技发展和技术进步，医院以往的管理手段不再适应当下的资产状况，在管理理念和方式上出现了一些问题，主要包括以下几方面问题。

①管理机构设置和人员配备不完善。首先，医院中多个部门共同管理固定资产是一直以来的惯例，这样的管理方式缺少完善管理机构，容易导致职责不明、管理和使用混乱等现象发生。虽然有些医院设立了固定资产管理部门，但没有发挥实质性管理作用，缺乏对管理部门的专项考核，缺乏固定资产管理制度，阻碍了管理水平的提升。其次，管理人员的管理素质是决定医院资产管理效率的直接因素。通常医院都会配备专门资产管理人员进行管理，但一些管理人员缺乏专业的固定资产管理知识，由于其管理策略和思维的落后，造成固定资产管理存在极大漏洞，影响了固定资产管理的科学性。

②重采购而轻管理。医院的固定资产采购是有具体的申请、拨款流程的，大部分医院都把主要精力放在了申请资金支持和设备采购上，前期积极性过高，而在后期的使用维护上投入过少。这直接导致固定资产账目只有入库流程清晰明了；财务部门、采购部门均参与设备购入流程，权责不明确。除此之外，各部门之间信息沟通少，信息共享程度低，工作人员对固定资产了解少，一旦发生固定资产损失、损坏的情况，不能明确责任人，就会加剧固定资产的损耗，造成医院的财力损失。

③管理信息化支撑不足。随着科学技术的进步，很多公立医院都采用了医院信息管理系统，但由于医院不够重视信息化的前期建设，在许多方面仍然延续人工管理，或者由于操作要求高等原因，只是在一些步骤采取简单的录入和共享，使资产管理没有真正的信息化。在固定资产管理过程中，缺少信息化应用，没有做到全方位、立体化的实时监管，以致出现信息缺失和数据不对应现象，这些问题都延缓了医院现代化的运营节奏，降低了医院工作效率和资产维护质量。

（五）资产管理绩效管理问题

①医院资产产权管理不够明晰。一方面，医院自身的资产管理较为粗放，缺

乏精细化管理和合理规划，在实际过程中往往追求财政拨款以尽快扩充本院资产规模，而对于资金的使用和资产的具体配置情况不够明晰；另一方面，财政部门等主管部门的监督、考核措施不够严格，各级单位对于资产的使用效率缺乏科学、规范管理，因此导致了部分国有资产的闲置、流失。

②医院资产重资金分配、轻资产使用绩效的现象普遍存在。由于国家财政拨款配置资产具有无偿性特点，因此在各级财政等主管部门、行政事业性单位内部长久存在重视资产配置、轻视管理效率提升的现象，便助长了重预算而轻管理的风气，而对于资产管理绩效的考评和监督力度不够，长此以往会导致财政部门的预算资金分配与单位实际需求难以配比、财政部门等监管部门的宏观调控功能也难以得到有效的发挥。同时，由于医院内部各部门间利益关系和协调性不足，致使许多资产因重复购置造成资源浪费，甚至出现有些科室的资产闲置，由此未能充分发挥资产的使用价值。

③医院资产管理绩效考评机制和责任机制不健全。即便在财政部下发并实施"两令"后，监管部门发现一些单位的资产管理流程不规范、考评流于形式的现象仍然严重，究其原因还是相关单位、部门和人员的责任机制建立存在缺失并且对于考评结果的应用不足，最终使资产管理绩效评价工作未能得到自上而下的有效践行。对于医院资产管理而言，建立健全科学、有效的绩效考评机制是资产管理绩效工作得以高质量开展的重要基础，因此，目前医院资产绩效考评机制和责任机制的不够健全，直接导致其资产绩效管理水平受限。

④医院资产管理绩效信息披露机制不健全。财政部、行政主管和事业单位本身对国有资产管理绩效信息的披露机制不健全主要体现在以下两个方面：一方面，财政部门等主管部门对相关行政事业单位资产管理绩效评价指标设立、考评结果及改进建议的披露机制建立不够规范，并且对于单位资产绩效考评的实施情况、日常监督反馈情况的披露机制也有一定缺陷；另一方面，医院等行政事业单位对于自身资产绩效考评指标、考评过程、考评结果和运行效率结果的披露未能有效践行。目前医院的资产管理绩效评价过程中，对相关信息的披露机制不够健全，直接影响了财政部等主管部门的监管力度，同时也使医院本身未能充分应用其资产管理绩效评价结果，进而使其未能有效发挥自我约束力。

第二节　医院资产核算与管理实务

一、货币资金核算与管理

从广义来讲，医院资金管理的内容说的就是资金的使用和它所能反映出来的各方面的经济关系。从狭义的概念来讲，医院资金管理的内容就是资金流水的管理，也就是对货币资金的管理，包含的内容有现金、银行存款和其他货币资金。把医院资金管理的内容与闭环管理的概念相结合来论述，那么资金在组织中的运动可以大致归纳为获取、配置和使用。首先，可以将资金的源头分为他源和自源，通俗地说，他源资金是指外来的借款或补助，自源资金就是医院本身所创造的收入。其中的各个明细分类都应该有相应的制度来支撑，以保证执行和风险防范。其次，预算管理本身就是一种对资金的分配活动，它的本质也可以说就是对支出的规划和管控。最后，资金的使用基本表现在支出管理上，明确其制度、流程来管控费用，是支出管理的主要内容。

医院资金管理的目标从效益的角度上来说，就是提高所有活动的有效性，追求最终结果的高效益，也可以理解为用最少的资源来达到最大的收益。这个理论对于医院资金管理同样适用，就是尽最大可能利用医院较少的资源，同时减轻病人的负担，来实现双方共同的收益。同时，医院的资金管理在整体管理工作中的地位举足轻重，其大概可以归纳为以下三个方面：第一，改善医疗服务质量。在医院竞争逐渐步入白热化的今天，需要有正确且合理的资金管理的计划、方式和模式相结合，从而降低成本、提升服务品质、增强总体竞争力。第二，可持续发展。在物价不断上涨、人员成本不断上升的情况下，要尽力减少营运成本的增加，才能够拥有更多的病源、保证良好的利润。第三，规避财务风险。财务风险是管理风险中最容易发生及最难以避免的风险，其所造成的后果也是最为直接和严重的，在进行资金管理的活动中，不但要做好基础工作，更要严格把控各个风险点，及时、准确地完善资金管理的结构和流程，保证利润空间。

（一）库存现金的核算与管理

1.库存现金的核算

①提取或存入现金。从银行提取现金，按照提取金额，借记"库存现金"科

目，贷记"银行存款"科目；从零余额账户中提取现金，借记"库存现金"科目，贷记"零余额账户用款额度"科目。将现金存入银行，按照存入金额，借记"银行存款"科目，贷记"库存现金"科目。

②收到或支出现金。因支付内部职工出差等原因所需的现金，按照借出金额，借记"其他应收款"科目，贷记"库存现金"科目；收到出差人员交回的差旅费剩余款并结算时，按实际收回的现金，借记"库存现金"科目，按应报销的金额，借记"有关科目"，按实际借出的现金，贷记"其他应收款"科目。因其他原因支出现金，借记有关科目，贷记本科目；因其他原因收到现金，借记本科目，贷记有关科目。

③现金溢余或短缺。如发现现金溢余，属于应支付给有关人员或单位的部分，借记"库存现金"科目，贷记"其他应付款"科目；属于无法查明的其他原因的部分，借记"库存现金"科目，贷记"其他收入"科目。如发现现金短缺，属于应由责任人赔偿的部分，借记"其他应收款"科目，贷记"库存现金"科目；属于无法查明原因的部分，报经批准后，借记"其他支出"科目，贷记"库存现金"科目。

2. 库存现金的管理

对于医院库存现金的管理有如下几个方面：1 000元以上的支出应采用转账汇款或支票的形式；财务支出须经相关授权领导审批；每天收费处所收现金，由银行上门收取，安排专人每日核算金额，并监督银行人员的工作，医院与银行签订《资金上门收款协议》；每日进行库存现金盘点，保证账实相符、账证相符；不定期突击检查收费单位，检查是否存在"小金库"、账外账等不合规的现象。

（二）银行存款的核算与管理

1. 银行存款的核算

①存入款项。借记"银行存款"科目，贷记"库存现金""应收医疗款""医疗收入""科教项目收入"等科目。

②提取或支出款项。借记"库存现金""应付账款""医疗业务成本""科教项目支出""管理费用"等科目，贷记"银行存款"科目。

③外币银行存款的核算。按照业务发生当日（或当期期初）的即期汇率，将外币金额折算为人民币记账，并登记外币金额和汇率。以外币购入库存物资、设备等，借记"固定资产""库存物资"等科目，贷记"银行存款""应付账款"等

科目的外币账户。期末，各种外币账户的外币余额应当按照期末汇率折合为人民币。按照期末汇率折合的人民币金额与原账面人民币金额之间的差额，作为汇兑、损益计入当期管理费用，借记或贷记"银行存款""应付账款"等科目，贷记或借记"管理费用—其他费用"科目。

2. 银行存款的管理

按照相关规定，在政府指定的银行开设基本账户，账户变更、注销都要符合规定要求，避免开设多头账户的情况，不得出租、外借银行账户；定期存款需由相关院领导、财务科长审批通过，定期存款原则上不能超过一年，到期的定期存款若需续期，应重新进行审批程序，存款利息计入相关科目；1 000元以上的支出应采用转账汇款或支票的形式；不得签发空白支票、远期支票；每月末，出纳人员收到银行对账单，复核完毕后，根据未达账项，及时编制"银行余额调节表"，并且时刻跟进未达账项的情况；出纳人员购买、登记、使用支票和汇票要符合银行与会计准则的要求。

（三）零余额账户用款额度的核算与管理

1. 零余额账户用款额度的核算

收到授权支付到账额度时，借记"零余额账户用款额度"科目，贷记"财政补助收入"科目。按照支付金额，借记"医疗业务成本""财政项目补助支出"等科目，贷记"零余额账户用款额度"科目；对于支用额度为购建固定资产、无形资产或购买药品等库存物资发生的支出，还应借记"在建工程""固定资产""无形资产""库存物资"等科目，贷记"待冲基金—待冲财政基金"科目。从零余额账户提取现金，借记"库存现金"科目，贷记"零余额账户用款额度"科目。年度终了，依据代理银行提供的对账单中的注销额度，借记"财政应返还额度—财政授权支付"科目，贷记"零余额账户用款额度"科目。医院本年度财政授权支付预算指标数大于零余额账户用款额度下达数的，根据未下达的用款额度，借记"财政应返还额度—财政授权支付"科目，贷记"财政补助收入"科目。医院依据下年初代理银行提供的额度恢复到账通知书中的恢复额度，借记"零余额账户用款额度"科目，贷记"财政应返还额度—财政授权支付"科目。下年度医院收到财政部门批复的上年末未下达零余额账户用款额度时，借记"零余额账户用款额度"科目，贷记"财政应返还额度—财政授权支付"科目。

2. 零余额账户的管理

零余额账户须由同级财政部门批准开立，并出具证明文件，由开户银行报经中国人民银行核准后核发开户许可证。①医院新开立零余额账户时，财政部门在批准开户时，应在相关证明文件中明确账户性质。零余额账户的变更、合并与撤销，须经同级财政部门批准，并按照财政国库管理制度规定的程序和要求办理。②医院因特殊管理需要开立一个以上账户的，应当通过主管部门向同级财政部门提出申请，经同级财政部门批准后开立。③医院零余额账户印鉴卡必须按规定的格式和要求填写，印鉴卡内容如有变动，应当及时向同级财政部门提出变更申请，办理印鉴卡更换手续。④医院零余额账户的用款额度具有与人民币存款相同的支付结算功能。⑤医院应建立全面的对账制度，定期、及时地核对账务。

（四）其他货币资金的核算与管理

1. 其他货币资金的核算

医院除了以上货币资金的核算之外，还包括银行汇票存款、银行本票和信用卡资金的核算等。对于各个货币资金的核算，医院应该按照中国人民银行规定的货币资金管理办法和财政部关于单位货币资金管理和控制的规定，办理相关业务。比如申请人对于银行汇票、银行本票的使用、出票银行的受理以及银行汇票收款人的操作等，都应该与开户银行的规定相一致；对于信用卡资金的核算，医院将款项交存银行取得信用卡，借记"其他货币资金"科目，贷记"银行存款"科目。用信用卡购物或支付有关费用，借记"有关科目"，贷记"其他货币资金"科目。

2. 其他货币资金的管理

医院应加强对其他货币资金的管理，及时办理结算，对于逾期尚未办理结算的银行汇票、银行本票等，应按规定及时转回，按规定进行相应账务处理。收支业务与记账岗位、出纳与会计岗位应分离；收支应按规定的程序和权限办理；在会计核算时单独设置"其他货币资金"账户进行核算；指定专人管理，做到账实相符；严格执行清查盘点与核对制度；有关票据印章的管理，医院相关票据包括收费票据、结算票据等统一在财政局领取；领取回来的票据由专门地方、专门人员进行保管；要对票据的保管、领用定期进行检查；票据的使用不得短号、缺页，对使用完的票据，根据上一批完整的存根，领取下一批票据；票据打码机要进行严加管控，对使用情况进行监控；财务章和法人章要分开管理，不得由同一人进行管理等。

二、应收账款及预付款项核算与管理

应收账款是指企业在正常的经营过程中因销售商品、提供劳务等应向购买单位收取的款项，包括应由购买单位或者接受劳务单位负担的税金、代购买方垫付的各种运杂费等。而医院的应收账款是在医院提供医疗服务或开展其他有偿业务往来时形成的债权。医院的应收账款主要分为在院病人的医疗费用、应收医疗款以及内部往来款项。其中，应收医疗款是由于医保患者在接受治疗后持卡结算医疗费用，患者仅需支付自费部分医疗费用，医保报销的医疗费用先由医院垫付，医院再向医保局、保险公司、民政、财政等部门申请回款，因而形成应收账款。

（一）应收账款及预付款项的核算

1. 应收账款的核算

①应收在院病人医疗款。按照住院病人对应收在院病人医疗款进行明细核算。

②应收医疗款的核算。按照门诊病人、出院病人、医疗保险机构等设置明细账，进行明细核算；期末的借方余额，反映医院尚未收回的应收医疗款金额。

③其他应收款的核算。除财政应返还额度、应收在院病人医疗款、应收医疗款、预付账款外的其他各项应收、暂付款项，包括职工预借的差旅费、拨付的备用金，应向职工收取的各种垫付款项、应收长期投资的利息或利润等。

④坏账准备的核算。每年年度终了，对预计可能产生的坏账损失计提坏账准备，计入当期管理费用。确认坏账损失并核销应收款。

2. 预付款项的核算

①采购设备等而预付款项时，按照实际预付的金额，借记本科目，贷记"银行存款"等科目。②收到所购设备等时，按照应计入购入资产成本的金额，借记"固定资产"等科目，按预付的款项，贷记本科目，按退回或补付的款项，借记或贷记"银行存款"等科目。③医院应当于每年年度终了对预付账款进行检查核算。将预付账款账面余额转入其他应收款时，借记"其他应收款"科目，贷记本科目。

（二）应收账款及预付款项的管理

①设置应收账款及预付账款明细分类账。医院为加强对应收账款及预付账款的管理，应在总分类账的基础上，再按信用客户或供应商的名称设置明细分类账，

详细记载与各信用客户和供应商的往来情况。

②加强应收账款的管理。应收账款管理的内容应涉及应收账款从产生到收回的全过程。应收账款管理是指在赊销业务中，从授信方（销售商）将货物或服务提供给受信方（购买商），债权成立开始，到款项实际收回或作为坏账处理结束，授信企业采用系统的方法和科学的手段，对应收账款回收全过程所进行的管理。对于医院的应收账款管理而言，医院为医疗服务的提供方，患者为医疗服务的接收方，从医疗服务提供完成开始债权成立，现金患者收费完成流程结束，医保患者的垫支医保费用回款到账流程结束，应收账款管理贯穿于整个流程。应收医疗款的组成与医保报销政策相关，患者医疗费用根据医保政策进行报销，不同基金报销由不同的债权人拨款。参保患者产生的医疗费用的补偿途径共有 8 种，分别为统筹基金 / 新农合补偿款、职工医保—大病保险、居民医保—二次补偿、疾病补充保险、医疗救助、个人账户、个人现金、医院减免。医院应收账款管理的具体内容为：一是根据债权人的不同进行分类管理，不同的医保资金由不同的债权人拨款，如医保局、保险公司和民政局等分别进行管理，同时也要预防患者欠费的发生；二是对超支部分的管理，如何根据不同的参保人员的统筹基金的不同支付方式进行控费管理减少超支的发生进而减少坏账的发生；三是对不同的部门制定不同的考核指标来提高应收账款的重视程度以及回款率，如对临床科室进行欠费考核；四是管理部门对挂账较久的进行清理、欠费进行催收，对坏账进行核销处理。

③实行严格的坏账计提、核销制度。对账龄超过 3 年，确认无法收回的应收医疗款和其他应收款可作为坏账损失处理；在应收账款明细账中清晰地记载坏账的核销，对已核销的坏账仍要进行专门的管理，对坏账处理要按国有资产管理的有关规定报批，经办人要认真清查坏账发生时间、责任人及原因等，并将情况详细登记造册备查；收回已经核销的坏账，要及时进行会计处理。

三、存货核算与管理

（一）存货核算

1. 库存物资的核算

①库存物资的账务处理。为了核算库存物资，医院应设置"库存物资"科目，属于资产类科目。其借方登记取得库存物资的实际成本。其贷方登记减少库存物

资的实际成本。期末借方余额，反映医院库存物资的实际成本。本科目应当按照库存物资的类别设置一级明细科目、二级明细科目，并进行明细核算。医院物资管理等部门应当在本科目明细账下，按品名、规格等设置数量金额明细账。

②库存物资的衔接。在转账时，应在新账中"库存物资"科目下设置相关明细科目。将原账中"库存物资"科目的余额分析转入新账中"库存物资"科目的相关明细科目；将原账中相关明细科目的余额作为减项转入新账中"库存物资—XX"科目相应明细科目的借方。

③"待处理财产损溢"科目衔接。新制度设置了"待处理财产损溢"科目，其核算内容与原账中相应科目的核算内容基本相同。

2.在加工物资的核算

①在加工物资的账务处理。医院应设置"在加工物资"科目，属于资产类科目。其借方登记自制或委托外医院加工物资的实际成本；其贷方登记结转完工后并验收入库的物资所发生的实际成本。期末借方余额，反映医院自制或委托外医院加工但尚未完工的各种物资的实际成本。

②在加工物资的衔接。新制度设置了"在加工物资"科目，其核算内容与原账中"在加工材料"科目的核算内容基本相同。

（二）存货管理

医院存货管理的重要环节包括计划、采购、结算、库存、消耗五个环节，医院通过科室请购形成采购计划单，再按计划单组织采购，经库房验收合格后进行货款结算，然后通过医疗服务活动耗用药品材料等库存物资，最后收取医疗费用弥补成本，形成一个完整的供应链活动。合理有效的存货配置，既能保证医疗活动的顺利开展，又能安排好资金运用，提高存货周转率。各科室根据自身的业务活动需要填制请购单，交物资管理部门，物资管理部门在充分了解家底的情况下，对确需购买的物资填报采购计划单报分管领导审批。采购部门根据领导审批的采购计划组织采购。物资采购入库严格按规定组织验收，核对生产厂家、品名、规格、型号、生产日期等事项，确保与所订购物资一致。在物资验收入库后，及时将结算发票、随货同行联、计划采购单、入库单、验收单、合同等单证交财会部门入账并办理货款结算。同时，通知各请购科室前来办理领用手续，以保障各科室业务工作的正常开展。

物资管理部门应随时掌控物资库存动态，物资库房应做到分类清晰、摆放整齐、出入方便、注意防霉防潮，设置近有效期的预警提示以及常备存量不足的预者提示，减少存货过期失效、霉烂变质损失，保证常用物资的经济库存量。各科室按需领用物资，通过收取病人的医疗药品费用弥补物资消耗成本，取得一定的经济效益，为医院发展积累资金。

四、对外投资核算与管理

（一）对外投资核算

1. 短期投资的核算

《医院会计制度》设置"短期投资"科目，核算医院购入能随时变现并且持有时间不准备超过 1 年（含 1 年）的投资，主要是短期国债。为了更准确核算，该科目按债券的种类设置明细账：①短期投资取得。按照取得时的实际成本（包括购买价款以及税金、手续费等相关费用）作为投资成本。②短期投资持有期间收到利息等投资收益时，按实际收到的金额确认。③出售短期投资或到期收回短期债券本息，按实际收到的金额与短期投资成本之间的差额确认当期损益。

2. 长期投资的核算

长期投资按其性质分为长期股权投资、长期债权投资，因此应当设置"股权投资""债权投资"两个一级明细科目，并在一级明细科目下按股权投资被投资单位和债权投资的种类设置明细账，进行明细核算。

（二）对外投资管理

医院应在保证正常运转和事业发展的前提下严格控制对外投资，投资范围仅限于医疗服务相关领域。医院不得使用财政拨款、财政拨款结余对外投资，不得从事股票、期货、基金、企业债券等投资。医院投资应按照国家有关规定进行资产评估，并按评估确定的价格作为投资成本。医院认购的国家债券，按实际支付的金额作价。医院要进行对外投资的监管，建立健全对外投资业务的管理制度和岗位责任制度，建立对外投资决策控制制度，建立对外投资项目的追踪管理制度。

五、固定资产核算与管理

固定资产是医院开展医疗服务的物质基础，固定资产中的医疗设备资产往往体现着医院的诊疗水平与发展水平，是医院综合发展能力的重要影响因素。国内学者对医院固定资产管理更多关注于资产管理模式、固定资产实务核算等要点。2012 年，王文炯着眼于医院会计实务操作，提出重视"固定资产清理"科目发挥的作用，创造性地提出了增加"待冲基金"科目以增强各个医院之间成本的可比性。2014 年，彭维霞等认为由于固定资产实务与价值是变化的，因此医院固定资产的管理过程也应该是动态的管理过程，在这个过程中，可追溯管理十分重要，需要医院加强固定资产信息化建设进行溯源管理。2015 年，崔学刚探索了新医院会计制度下，固定资产折旧政策对不同规模医院发展的影响。他认为必须要提升资产信息的准确性和完整性，以客观反映资产的实际耗费，提高资产计量的准确性。2015 年，姜琳对某市医院的固定资产投资管理现状进行了全方面的了解与梳理，认为医院稳定发展离不开规范的固定资产投资行为。2016 年，杨春霞从固定资产全生命周期理论出发，建立了涵盖医院固定资产管理流程的绩效评价体系，为医院管理固定资产提供了可行的评价方法。2016 年，苏泽凤选择用 SWOT 分析方法分析目前医院发展的优势与劣势，提出加强医院固定资产管理是扩大竞争优势的必要手段。2017 年，汪丹梅等认为医院固定资产管理应基于全面质量管理的视角，通过构建固定资产的全面管理模式帮助医院开展业务，并实现国有资产的保值增值。2017 年，修永新等揭示了固定资产管理人员的管理素质与能力是医院固定资产管理风险的关键因素，有效的监管机制与完善的管理制度是高效固定资产管理的依托。2018 年，张希认为新医院财务制度中，较大的变化出现在医院固定资产取得及折旧的核算方法的方面，这也是直接影响医院财务报告的因素，因此，必须按照新制度对医院固定资产进行分类与计量。2020 年，高鹏程认为医院在提高固定资产的利用率时，应当首选固定资产精细化管理。

（一）医院固定资产的概念

资产是具有一定实物形态，被医院占用或者使用，从事医疗业务活动所具备的必要的物质条件且价值能够可靠计量。有些资产不具备物质形态，包括像专利权、土地使用权等无形资产。固定资产的特征是能够带来资金流入，通过对资产的管理也可参与到医院的运营管理中去。对固定资产的单位价值界定可以分为两种情况，一种是单位价值 1 000 元以上的普通固定资产，另一种是单位价值 1 500 元以上的医疗专用固定资产，并且这些资产的使用寿命在正常情况下至少都能够使用一年，且净残值率为 0，在资产使中保持原有的物质形态。

医院固定资产分为普通固定资产和专用固定资产，普通固定资产包括房屋及建筑物类、一般设备类和其他固定资产类；专用固定资产包括专用设备类。固定资产作为医院的物质条件为医院的医疗活动提供物质保障，是医院运行必不可少的条件，且资产价值较高。

（二）固定资产核算

外购固定资产的成本即入账价值，应包括购买价款，相关税费，使固定资产达到预定可使用状态前所发生的可归属于该项资产的场地整理费、运输费、装卸费、安装费和专业人员服务费等。要将贷款利息记入利用贷款购置或建造的固定资产的成本。对于贷款建造的固定资产项目，能分清具体项目的，直接将项目的贷款利息记入该项目的成本；不能分清项目的，对贷款利息要合理分摊，记入成本。在取得贷款时，借记"银行存款"科目，贷记"长期借款"科目；在支付利息时，借记"在建工程"，贷记"银行存款"；在对工程进行支出时，借记"在建工程"，贷记"银行存款"；在资产竣工交付使用时，借记"固定资产"，贷记"在建工程"。这样一来，固定资产的入账价值就比较准确、完整。

固定资产使用过程中的损耗价值得不到应有的补偿，固定资产的账面价值与实际价值相背离，计提修购基金使医院虚增净资产，这几方面问题产生的根本原因就在于医院过去未实行固定资产折旧制度。因此，根据新医院会计制度的要求，对固定资产实施计提折旧，在累计折旧的科目下，得出固定资产净值，反映出固定资产的折余价值。对高新医疗仪器、设备可采用加速折旧法，以更好地适应现实中高新医疗仪器设备价值高、更新淘汰快的特点。在季末、年末对固定资产计提减值准备。

（三）固定资产管理

医院固定资产管理主要是指对固定资产的全过程管理，以固定资产采购为起点，以资产的处置和转移为终点，其中包括采购的预算审批、使用的维护维修等具体过程。医院固定资产的管理主要可从四个方面进行：一是固定资产综合利用情况，主要是指对现有固定资产的使用进行管理，确保固定资产在使用年限内被合理、科学、高效使用，为医院带来最大效益。要避免不合理的保存，要杜绝不合规的使用。二是固定资产管理职责划分。医院与企业不同，有着"公家"性质，也有着管理弊端，其固定资产管理更多地需要医院进行详细的职责划分，保证医院固定资产采购的合理性、使用的规范性、处置的合规性，不能像企业一样采用"损坏赔偿"的粗放式管理。三是固定资产流程管理。工作流程、管理流程是医院正常运行的基本，固定资产方面也不能例外。通过流程管理，既能够确保固定资产管理到位，避免出现漏管问题，保证所有固定资产都在管控之内，又能够提高固定资产管理效率，使管理有章可循。四是固定资产内部监督，要对医院固定资产进行全程监督，涵盖采购、使用、处置各个环节，最大限度减少因人为主观因素造成的固定资产浪费或损耗，同时对违法违纪行为进行追责问责。

六、无形资产核算与管理

通常医院所拥有的无形资产在总资产中的占比普遍高于企业的占比，由医院多年的经营积累所得，包括技术储备和专家团队等。医院因其所处医疗行业的特殊性，即使当大量民营医疗机构拥有一流的医疗条件和环境，许多患者仍然更愿意选择知名的医院就诊，这使医院的市场竞争力明显高于民营医院，同时也提高了无形资产对于医院综合竞争能力的支撑作用。在当今知识经济的时代背景下，医院的无形资产对于医院的发展愈发重要。虽然医院属于不以营利为目的的事业单位，但是由于医疗服务行业具有信息不对称性的特点，相比较于医院的专利权、著作权等，患者更容易记住医院的口碑和声誉，由于医疗行业的特殊性，这将成为患者选择的一大因素，能给医院带来许多潜在收益，因此医院的无形资产中包含商誉。医院所拥有的无形资产指对医院日常医疗服务形成支撑，或者是对日常管理活动形成助力的非货币性长期资产，并且不具备实物形态。医院无形资产评估范围包含土地使用权、非专利技术、商誉、专利权、软件信息系统。土地使用权价值来源于土地租赁以及使用所带来的价值；非专利技术和商誉价值体现在给医院带来超过平均医院效益的超额收益；专利权价值体现在转让专利获得现金流和提升医疗服务的附加价值；软件信息系统价值可由该软件信息系统市价体现。

医院无形资产的特点：①非实体性。非实体性是医院无形资产的最显著特征。无形资产不直接作用于目标，而是以无形方式在医院运营过程中发挥作用。②效益性。医院无形资产的效益性在于能直接或间接地为医院创造效益，并且能够在较长时间内持续产生经济效益，为医院带来超过其他医院的平均盈利水平。无形资产能够创造效益，揭示了无形资产最本质的特征，也体现了无形资产自身的价值。③成本的不完整性。《政府会计制度》规定自行研究开发的无形资产，项目进入开发阶段后至达到预定用途前所发生的费用计入无形资产的成本。这使会计账目缺乏无形资产的完整成本资料，出现许多账外无形资产。同时，无形资产研发相关的大量费用，如培训费、试验费等都很难准确计入和分摊到某项无形资产中。因此，无形资产因成本核算的不完整性易导致价值的不准确性。④成本与价值的弱对应性。医院无形资产属于创造性劳动成果，研发时间久，研发成果具有很大的不确定性。这一不确定性体现在研发投入与研发成果之间的投入产出关系不确定以及研发投入与研发成果质量之间的不确定。因此，无形资产价值与其研发成本之间缺乏明确的对应性。

无形资产能够增加医院的核心竞争力，可以提高医院的医疗服务水平，使医院能在市场竞争中保持有利的地位。现有的研究成果表明，通过有形资产的方式实现生产力的提升，所取得的效果十分有限，而借助无形资产的方式获得劳动生产率提升呈现出的效果更加显著。比如，对于医院而言，在医学研究以及实践领域所取得的非专利技术，大致包括疾病的诊断和治疗方法以及手术方式和护理流程。这些都对疾病的诊断有很大实用价值，并且能在行业中保持竞争力。

（一）无形资产的核算

1.无形资产取得的核算

无形资产在取得时，应当按照取得时的实际成本入账。①购入的无形资产，其成本包括实际支付的购买价款、相关税费以及可归属于该项资产达到预定用途所发生的其他支出。使用财政补助、科教项目资金购入无形资产的，按构成无形资产成本的支出金额，借记"无形资产"科目，贷记"待冲基金—待冲财政基金""待冲基金—待冲科教项目基金"科目。②自行开发并按法律程序申请取得的无形资产，其成本包括按依法取得时发生的注册费、聘请律师费等费用。

2.无形资产的摊销

在按月计提无形资产摊销时，按照财政补助、科教项目资金形成的金额部分，借记"待冲基金—待冲财政基金""待冲基金—待冲科教项目基金"科目，按照应提摊销额中的其余金额部分，借记"医疗业务成本""管理费用"等科目，按照应计提的摊销额，贷记"累计摊销"科目。

3.无形资产后续计量

无形资产的后续支出可分为资本性支出和费用性支出。①为增加无形资产的使用效能而发生的后续支出，应当计入无形资产账面价值，借记本科目，贷记"银行存款"等科目。②为维护无形资产正常使用而发生的后续支出，应当计入当期费用，借记"医疗业务成本""管理费用"等科目，贷记"银行存款"等科目。

4. 无形资产的处置。

①经批准转让无形资产，按照收到的价款，借记"银行存款"等科目，按所发生的相关税费，贷记"应交税费""银行存款"等科目，按收到的转让价款扣除相关税费后的金额，贷记"其他收入"或"应缴款项"（按规定上缴时）等科目；同时，按无形资产账面价值减去该资产对应的尚未冲减完毕的待冲基金余额后的金额，借记"其他支出"科目，按已计提的累计摊销，借记"累计摊销"科目，按相关待冲基金余额，借记"待冲基金"科目，按无形资产账面余额，贷记本科目。②已入账无形资产对外投资，按照评估价加上发生的相关税费作为投资成本，借记"长期投资—股权投资"科目，按照投出无形资产已提的摊销额，借记"累计摊销"科目，按发生的相关税费，贷记"银行存款""应交税费"等科目，按照投出无形资产的账面余额，贷记本科目，按其差额，贷记"其他收入"科目或借记"其他支出"科目。③无形资产预期不能为医院带来服务潜力或经济利益的，应当将该无形资产的账面价值及相关待冲基金余额予以核销。在报经批准后，按准核销无形资产的账面价值减去该资产对应的尚未冲减完毕的待冲基金余额后的金额，借记"其他支出"科目，按准核销无形资产已计提的摊销，借记"累计摊销"科目，按相关待冲基金余额，借记"待冲基金"科目，按准核销无形资产的账面余额，贷记本科目。

（二）无形资产的管理

1. 无形资产管理的内容

①治疗有效率。治疗有效率并不代表治愈率，意思是患者在经过治疗后，病情得到改善。当患者在进行就医选择时，尤其是患有重大疾病时，会倾向选择治疗有效率高的医院。而治疗有效率越高，说明治疗质量越好。

②诊断符合率。很多疾病的病理特征相互关联、错综复杂，常常会出现误诊的现象，诊断符合率即对病情的诊断符合实际，诊断符合率高则误诊率低。患者在就医选择时，倾向于选择诊断符合率较高的医院。而诊断符合率高，说明医院的医疗质量高。

③患者经济负担。虽然现在的医保制度日益完善，医疗补贴日益增加，但是至今，无论疾病是否严重，前往医院就医的花费都不菲，从住院、手术到各种检查，甚至挂号和药品，对于普通市民而言都是不小的开支，因此疾病程度轻的人更倾向于选择收费项目少的医院。

④商誉。商誉好不仅是对医疗水平的肯定，更是对医院的信任，也是对环境、服务、制度的认可，商誉越高，则患者更愿意选择该医院，因此商誉是患者意愿的影响因素，属于隐性无形资产。

⑤平均住院日。平均住院日指住院患者在医院的平均住院时间，住院时间短意味着患者更快的出院，更快的治愈，更少的费用，也侧面说明医院的医疗质量更高。

⑥病床周转率。病床周转率由每年出院总人数与开放的病床数之比计算所得，病床周转率高，意味着收住院总人数多以及出院更快，工作效率也更高。

⑦医疗设备先进程度。医疗设备先进有助于协助病情诊断，更快的治愈和更好的治疗效果，对患者而言是一份保障，对于医疗工作者而言则是更迅速、更高质量地完成工作。

⑧软件信息系统。医院的门诊系统、住院系统、收费系统、会计系统等软件信息系统都切实影响实际工作，先进稳定的系统能为工作带来很多便利，能提高工作效率，因此软件信息系统是工作效率的影响因素，属于显性无形资产。

⑨有效管理。有效的管理模式以及管理经验，不仅能保障工作顺利进行，还能事半功倍，提高工作效率，创造优良的工作氛围，因此有效管理是工作效率的影响因素。

⑩非专利技术。非专利技术是指在生产经营活动中，已经使用且不受到法律保护的能带来效益的技术方法。在医院，非专利技术有管理专有技术以及诊疗专有技术，属于隐性无形资产。

⑪专利技术。专利技术是受法律保护的技术或设计。特有的专利技术可以使一个医院在该方面的医疗质量提高，领先于其他医院，属于显性无形资产。

⑫总资产增长率。总资产增长率是企业本年资产增长额同年初资产总额的比率，能反映企业本期资产规模的增长情况，可以体现医院的经济运行情况。

⑬土地使用权。土地使用权能给医院带来除医疗业务外的收益，属于经济运行。

⑭资产流动比率。资产流动比率是流动资产和流动负债的比率。比率越高，则企业资产变现能力越强，说明经济运行状况良好。

⑮人才水平。人才科研水平及医疗技术水平高低很大程度上影响医疗质量，个人办公水平及工作态度同样影响工作效率。

2.无形资产的内部控制

医院应当保证与无形资产相关的业务活动按照适当的授权进行；保证所有无

形资产交易和事项以正确的金额，在恰当的会计期间及时记录于适当的账户，使财务报表的编制符合会计准则的相关要求；保证对无形资产和记录的接触、处理均经过适当的授权；保证账面无形资产与实存无形资产定期核对相符。

同时，医院应当对无形资产业务建立严格的授权批准制度，明确授权批准的方式、权限、程序、责任和相关控制措施，规定经办人的职责范围和工作要求，严禁未经授权的机构或人员办理无形资产业务。

第三节　医院资产管理的策略探讨

一、加强对资产管理重要性的认识

我国的卫生主管部门应该严格要求预算不严格、统筹力度不足、标准过于模糊、核算不够准确的医院尽快完成改革。要树立正确的资产管理观念，最大程度提升医院的资产管理效率。同时，要加强宣传教育的力度，以此增强医院所有员工的资产管理意识。全体职工必须要认识到资产管理的重要性，不断提升自身的资产管理专业知识水平。并且，医院要不断完善组织机构及管理。医院的管理人员要对医院资产管理组织结构进行科学合理的设置，明确组织的具体职及分工。

二、加强医院货币资金内部控制

货币资金的核算与管理要合法合规，这是医院货币资金内部控制最基础的目标，也是首要目标。在货币资金的收取、支出和保管的过程中，都应该保证其合法性。对于医院来说，医院的所有资产包括货币资金等都属于国有财产，医院应该加大监控，不相容岗位分离，权责分配到位，保证整个货币资金流程的合法合规性。

货币资金流动性极高，医院货币资金经手人复杂，并且每天收支的货币资金笔数多，汇总金额巨大，这就增加了货币资金环节的风险。在货币资金的管理过程中，医院应加大对高风险环节、岗位的控制。比如现金上交必须在当天完成，当日结算；每天检查账实是否相符；高风险岗位定期轮岗等，保证货币资金的安全性。

医院货币资金的完整性涉及收费处是否有漏收、门诊住院处是否存在虚假退费的现象、医疗欠费能否及时收回等方面。医院货币资金保证完整性，也是保证国有资产不被侵害的一种方式。

医院现如今主要依靠自身营业收入维持正常运行，货币资金的使用效率影响医院的运营效率，长此以往，便会影响医院的未来发展。增强货币资金预算的控制力度，提高预算执行率，以及采购选择合适的支付方式、时间点等，都能改变货币资金使用的效率、效果。

三、优化医院应收账款管理

（一）信息系统贯穿业务全流程

信息系统分为四个系统的建立，分别是患者信用评级系统、医保黑名单系统、智能监控系统和欠费警报系统。患者信用评级系统通过医院内患者的就医数据以及缴费情况等来综合评定其信用等级，信用评价系统与欠费警报系统实时共享，欠费警报系统根据患者的信用等级自动设定不同的允许欠费金额，在患者欠费金额超过设定时及时提醒医务人员对患者进行催缴费用。在医保黑名单系统中，可以将欠费患者的信息录入系统，在医保后台设置为黑名单，只有在缴纳相应医院的费用以后才能再次用医保就医，否则只能以现金身份就医。智能监控系统根据事先设置的医保审核规则，实时对医务人员的医疗行为进行审核，对违规行为及时提出提醒修正。同时信息化建设也离不开上级部门的协助，对外联合兄弟医院向医保局提出信息化需求，比如前文提到的黑名单系统。医保局应根据医院的需求提供各类资金报表的查询功能，包括各类汇总表和明细表的查询，帮助医院核对院内数据和医保系统数据的差异，这也可以帮助医保局查找系统中可能存在的漏洞。鉴于全国社保卡的推广使用，社保卡的欠费信息是否也可以纳入黑名单管理设计的部门不仅仅是医保局，还涉及人社部门，同时还与欠费患者参保地医保局相关，这项信息化工程的建设有待多部门协商解决。医保业务处理平台的搭建也依赖各个系统之间的共享串联，使医保业务处理平台出现的问题可以实时发送给相关科室进行处理，智能监控系统出现的警报也将发送至医保业务平台进行处理。医保政策的宣传也离不开信息系统，医院可在办公系统中增加医保政策栏目，将内容分成不同的版块，医保科及时更新上传相关的医保政策文件、政策解读 PPT、医保目录等，职工可以随时下载学习。

（二）加强宣传教育提高管理意识

医院的文化能够给医院的管理活动提供良好的环境，应收账款的管理贯穿于提供医疗服务的各个环节，因此全体员工的管理意识的提高可以保障应收账款管理的不断优化。根据医保政策的考核规定要对医院进行医保精细化管理观念的转变。首先应提高院领导层的管理转变意识，一方面依赖于总会计师制度的建立，另一方面也要加强领导层对医保政策的了解程度。院领导对应收账款管理的重视可以融入医院的管理，落实到各项工作的实处。其次，提高全员的控费意识，改变原有的"收入越多越好"的思想，同时加强医保政策的宣传教育，将控费意识深入每个员工的观念中。对不同类别参保人员实施不同的控费政策，做到"精准施策"。全员的控费管理意识提高了，就会将控费管理行动落实在工作中，从而切实达到控费的效果。医保科要利用不同形式的宣传培训方法对全院职工进行基础医保政策的宣教，比如在周例会上对科主任等中层领导进行培训、医保科工作人员下科室进行一对一宣讲，新入职员工医保培训纳入考核等。医保科开展各项活动，例如制作宣传册子发放、张贴宣传栏，定期培训等手段加强医保政策的宣传，做到医务人员人人了解基础的医保政策，熟悉医保政策中的"行"与"不行"。同时财务科的绩效考核方案中增加与医保政策相关的考核，例如医保扣罚与科室医务人员的绩效扣罚相关联，按季度考核医保政策了解程度纳入绩效考核等。只有这样相结合，医务人员才能认真学习医保政策，掌握政策，认识到医院控费的重要性，才会在日常的工作中和提供医疗服务中避免出现违规，进而减少扣罚。

（三）落实三大制度规范管理

各项相关的制度应该形成书面的文字去约束员工的行为，将这些制度落实在工作中的各项各处才能切实有效地提高应收账款管理的效率。

总会计师制度是根据国务院发文要求落实的，明确了总会计师的职能、分管业务范围等内容，向院领导层汇报医院的财务状况，以推进医院的良好运行。总会计师分管财务科、价格管理科等职能科室，相关科室在工作中出现的问题及时向总会计师反应，总会计师可以及时了解问题、解决问题。

信用评级制度对患者的就医资料、分类以及信用评估等做出明确规定，根据患者的就医行为进行打分评定信用等级。同时明确不同信用等级的患者可以在医院享受的不同等级的免交预交金待遇。信用评级制度的建立需要信息科、医务部、医保科、财务科和价格管理科多个部门的协助，因为信用评级是一个存在复杂考核指标的工作，如何制定可量化的指标来衡量患者的医疗信用也是一个难点。在各部门协助完成这些工作之后成文形成信用评价制度，并根据文件规定在医院系统中实施。

绩效考核制度中明确医务人员的医疗行为产生的医保资金的扣罚如何纳入绩效考核，如何量化考核指标确定员工的奖惩。比如在医保局产生扣罚时，如果扣款金额可以明确至某位患者，则将考核分摊至该患者的治疗科室。但是医保局产生的扣款是无法分摊至科室的，比如次均费用超标该如何在各科室的绩效考核中体现相应的扣罚，仍需商榷。

（四）增设岗位加强培训提高效率

应收账款管理的成功与否很大程度上取决于相关人员的能力，员工的素质影响着应收账款管理的效率。目前在事后阶段医保科和财务科的管理人员面临人员缺少和业务不熟的困境。首先，医保科应配置至少两名工作人员进行应收账款的催收和对账工作，一人负责统筹基金、民政资金和民生工程，另一人专门负责商业保险的回款对账。财务科应配置相关人员进行应收账款的清理工作，这项工作难度大、时间长，因此更应该配足人员做好这项工作，减少后续返工。其次，应加强员工培训。工作人员素质的提高可以提高工作效率。应加强财务科的应收会计医保回款的业务培训，让应收会计熟悉医保局如何计算每月的拨款金额、如何清算资金，才能做到挂账准确无误。对医保科的工作人员加强业务知识的培训，比如加强办公软件的培训，应用到对账的工作中提高工作效率。最后，价格管理科设置医保管理专员，负责对每月发生的欠费患者进行催收，其中大部分患者可能由于某些原因未能及时来院结算费用，有些由于医院系统原因暂缓结算的，在催收后都可以得到有效的结果，但是对于部分催收无效的欠费人员，将名单报送至医保科进行黑名单系统登记。同时改医保专员也应做好医保政策的培训，对价格管理科的收费员进行培训，这样可以减少在入院环节发生的错收。

四、完善医院固定资产内部控制管理

对于医院固定资产的管理，要在遵循新制度的指导方针的基础上进行大胆的尝试，并根据实际的运用情况仔细验证。在固定资产的折旧方面，从折旧年限的确定、折旧方法的选择到折旧费用科目的分类等多方面进行考量，以保证固定资产的折旧合理化，同时，还可以参考部分优秀企业在折旧方法上的选择。比如，对计算机、打印机等损耗较为平均的办公设备选用直线法进行折旧；对呼吸机、

监测仪等损耗与工作量相关的小型仪器设备可以运用工作量法进行折旧；对彩超仪、核磁共振等大型专用设备选择加速折旧法进行折旧。此外，新政府会计制度规定对国有资产进行月报和年报，这也意味着医院应该提高工作力度，定期对于资产进行盘点，及时掌握医院资产情况，并保证报表数据的完善与准确性。医院的固定资产种类繁多，且数额较大，对其的管理需要高效的资产管理信息系统加以支持，因此医院需要进一步增强对管理系统的建设与完善。

（一）医院单位层面

1. 合理优化组织结构

医院应进一步完善设置内部控制组织结构，严格划分归口管理部门、内审监管部门、采购科、财务科、固定资产使用科室等部门的职能和职责，归口管理部门为管理机构，内审监管部门为监督机构，采购科等执行科室为执行机构。要求管理机构充分发挥牵头部门的作用，完善沟通协调机制，职能部门应主动带头领导医院固定资产内部控制，监督机构应强化医院内部控制意识和风险防范意识，携手执行机构和管理机构创建和谐、良好的内部控制环境。

2. 建立健全机制建设

医院根据实际运营情况，在财务部下设固定资产科作为固定资产管理的职能科室。固定资产科带头组织协调各部门间的固定资产内部控制工作，并制定固定资产管理制度，有权检查各科室制度执行情况，参与招标采购及资产盘点工作，对资产管理员进行固定资产内部控制培训，督促各部门按制度保管、处置固定资产。

采购部门根据采购计划会同固定资产科、设备管理部门等相关科室对有资质的供应商进行院内招标，对申请采购金额巨大的固定资产进行评估，并负责对中标的供应商进行后续的报销工作。资产管理部门应根据设备供应商提供给采购部门的资料，对固定资产信息进行维护，将整理好的固定资产出入库单提供给招标采购部门，由采购部门统一向财务科进行报销；并对固定资产制定管理细则，要求使用科室遵照执行，有权检查使用科室对管理细则执行情况；会同固定资产科和设备使用科等相关科室参与固定资产验收、移交、盘点等工作。财务部门负责审核采购部门报送的需要报销的固定资产原始资料，对符合财务报销制度的固定资产逐级报领导签批、付款生成固定资产凭证，按固定资产分类及使用年限计提折旧，对使用科室需要处置的固定资产做好账务处理。各使用科室的资产管理员应将固定资产管理制度和管理细则落实到资产管理工作中去，做好固定资产日常管理工作，配合管理部门组织的固定资产清查及其他相关事项。对领用的固定资产应建立维修、保养卡片，做好维修记录。科室负责人对科室领用设备负直接责任，资产管理员对科室领用设备负有保管责任。监审管理部门负责监督各部门是否严格按照制度办事，若各部门出现相互勾结、徇私舞弊的现象，应督促职能部门对制度进行整改。医院通过对内部控制机制建设梳理，明确了各部门管理职责及岗位分工，确保各部门工作都有章可循、有制可依，保证各项工作有序进行，杜绝资产浪费，维护医院整体利益。

3. 严格执行固定资产管理制度

内部控制制度的完善，保障了各部门的权利，明确了各部门的岗位职责和管理权限，使各部门在工作岗位上能够互相牵制，防止营私舞弊，使内部控制制度有效落实到工作中去。内控制度的实施不仅对医院在固定资产管理上更加明朗化，而且对医院整体有序发展都能够得到很大的启发。医院通过对制度的重新梳理，对那些存在漏洞的制度或是不符合实际工作要求的制度都进行了修订，同时根据运营情况新制定了一些制度。医院通过对制度的梳理，先后制定了固定资产采购、论证、验收、使用、维修保养、合同、预算、财务报销等管理制度，这些制度基本涵盖了固定资产内部控制的方方面面，也为优化固定资产内部控制业务流程做好建设基础，确保固定资产内部控制能够得到有效管控，保证各项工作都有章可循、有制可依，使医院在固定资产管理上能够真正做到内部控制。

4. 提升人员专业素养

在固定资产管理员方面，医院应招收一批具有高学历、高职称的医疗卫生人才，提高医院的整体医疗实力；各设备使用科室应通过专业技能考试选拔资产管理员，并对资产管理员进行系统的岗前培训以及不定期的岗位考核，培养固定资产管理员的固定资产内部控制意识，加强固定资产管理员的专业培训，提升资产管理人员的专业素养。在财务人员方面，要求财务人员科班出身，学习能力强，不怕吃苦，必要时对财务人员统一进行固定资产内部控制培训。财务人员应当熟悉固定资产模块，了解固定资产内部控制业务流程，清楚固定资产性能、分类及资产使用年限，做到固定资产账务处理无误。在审计方面，招聘有固定资产审计经验的人员作为科室负责人，并对科室其他人员进行系统的业务培训，带领科室人员做好对固定资产从预算审批、采购执行、设备验收入库、资产盘查、资产报废处置等资产全生命周期的各个环节进行监督和管理。院领导需重视内部审计，充分发挥内审作用，必要时聘请第三方审计机构对医院开展专项审计并出具审计报告，医院对审计报告列示的问题应重视并及时整改，做好固定资产内部控制工作。

5. 加强固定资产信息管理

医院现阶段仅使用财务软件对固定资产进行账务处理，软件的版本较低且没有构建专业的固定资产信息管理系统。在如今大数据时代，医院的管理方式相对落后，很大程度上阻碍了其固定资产内部控制的发展。

医院固定资产数量多、构成复杂，同时随着医院的发展，资产种类和数量会不断增多，资产管理难度将会越来越大，传统管理方式的成本也会随之越来越高，因此医院需要建立健全资产信息管理系统，使信息系统覆盖固定资产从进入到最终退出医院的整个过程，从而优化相关业务流程，实现资产动态化管理，同时达到提高管理效率、降低管理成本的目标。

固定资产信息管理系统至少需要实现以下五种功能：一是实现自动化办公，针对相关业务系统自动生成内部凭证及报表；二是将控制流程嵌入系统，以此来完成固定资产一系列的业务活动，从而实现其业务流程的优化；三是被授权的使用者能够实时、直观、全面地了解固定资产的相关信息，管理者也可以通过系统展现的资产使用情况进行资产调拨，平衡资源的配置，提高资产的利用率；四是对于业务审批进行网上审核、签章，开展无纸化办公，节约纸质资源的基础上还节省人力，加快申请的处理进程；五是构建数据间的链接，通过系统的分析功能进行资产运营分析和财务核算，使其效能得到充分发挥，同时能减轻职工的工作负担，提升工作效率。

（二）医院业务层面

1. 增强固定资产投资预算的有效性

（1）选择科学合理的预算编制方法

医院需要以战略目标以及其发展方向为基础，进行资产投资计划与配置方案的编制，实现预算管理与资产管理相结合。医院需要设置预算管理部门，该部门应当根据预算管理委员会的预算编制指导方针来组织预算的编制，各科室应当配合其做好预算编制的准备工作。杜绝盲目采购，归口管理部门应当进行实地调研，了解科室资产的使用状况，保证各个科室的资产预算编制以实际需求为基础。预算编制应当以充分的市场调研和可行性论证为基础，对于大型设备的预算必须要有投资论证和效益分析，从而有效地避免资产的浪费。

本年应当全面分析上一年度固定资产预算执行状况，找到执行结果同预算间的差异，并进一步分析原因，在本年预算编制时避免再次出现此类问题。运用以前年度数据科学地预测固定资产增减趋势，为本年预算编制奠定基础。在编制预算时需要引入合适的编制基础，可以采用零基预算，从零开始进行预算编制，这种方法不仅使相关人员积极参与其中而且能提升其创造力，同时也有利于科室进行精细化管理，减少不必要、不合理的支出，从而提升医疗卫生资源的利用率。不同的科室可以根据自身特点选择不同的预算编制基础，预算管理部门应当对各科室制定的预算进行严格审核，最后预算管理委员会审批。

（2）加强对预算执行的监督

预算管理部门应当制定预算执行计划并严格落实预算执行，同时还需要履行其监督职责，尤其针对预算金额较高的资产以及周期较长的项目指定专人进行全程监督，预算执行部门应及时汇报预算资金的使用情况，对于预算与实际执行结果的差异需要分析从而找出原因并进行调整。预算管理部门应当重点关注财政拨款资金的使用用途和额度，实际执行预算时是否按照规定用途并且在额度内执行，对于没有按照预算计划执行的应当及时反映。此外，各科室应当在规定的时间内报告预算执行情况，对于预算与实际执行结果之间的差异需要召开会议，深入分析其中的问题与成因，然后提出改进措施进行调整。从预算形成到预算落实分为三个阶段，分别为启动预算、预算执行和预算收尾，监督贯穿于预算执行的始末。

（3）预算执行流程优化

财务科制定预算执行计划，随后各科室按照自身实际情况编制科室预算执行计划表，经归口管理部门及财务科审核后由预算管理部门、院领导审批，对于未通过的计划表应当重新编制执行计划。在经过审核后，预算管理部门汇总整理各部门的执行计划，然后财务科下达预算执行通知，各科室依据制订的计划严格落实预算的执行。

2.优化固定资产内部控制业务流程

为解决医院固定资产管理在各个环节漏洞，提高医院固定资产内部控制效率以及固定资产使用率，需要进一步完善固定资产内部控制各环节业务流程。

（1）招标采购环节

医院应结合本院实际情况，保证招标采购项目质量，维护医院合法权益，提高招标采购资金效益，对此环节进行改良。在招标采购前，对固定资产在社会效益和经济效益方面、技术可行性和资质方面、空间评价分析方面、设备基础功能及规格确认方面、预算合理性方面进行可行性论证，以进一步提高招标采购质量。

（2）验收入库环节

为规范设备验收流程，保证验收设备数量准确、质量合格，确保医疗设备与购进合同内容相符，档案资料齐全，避免在验收环节出现型号不一致等问题，减少人为失误，根据资产单位价值不同，对固定资产进行验收入库。通过对医院固定资产验收流程的设置，从源头上对固定资产质量进行把控，减少人为失误，提高固定资产验收质量。

（3）设备日常管理使用环节

为重视固定资产日常使用及管理、保障医院的社会和经济效益，在现有固定资产管理流程的基础上，对固定资产使用情况进行追踪考核，真正做到对固定资产的日常监管与督查，充分利用固定资产使用价值。除了对使用科室的固定资产内部控制建立考评机制外，也对固定资产的维修保养制定3个月、6个月、12个月的保养周期，实行三级保养制。一级保养由使用科室负责实施，具体由固定资产管理员负责查看资产表面清尘，附属部件的完好性、资产状态等，固定资产管理员认真做好维护保养，按要求填写仪器保养记录卡留存悬挂在资产上；二级保养由归口管理部门负责实施，具体由管理部门专业维修技术人员负责，保障科室安排人员对接，负责检测功能键的完好性、设备电源、状态正常，检查设备易损件，检查附件清洁保养，更换性能不稳定的部件；三级保养由厂家工程师或专业第三方公司维护，归口管理部门做好设备保养台账，质保期内的固定资产应要求厂家按合同内容提前到院维保，质保期外的固定资产应根据资产价值和使用频率，征求科室意见配合做好过保资产保养。为进一步提高资产使用效率，避免资产浪费，资产管理员在不影响各自工作的前提下，将科室间设备进行借调、转移，并做好登记。对于科室长期闲置的资产，为保证资产不受损坏，或者提高闲置资产使用率，减少资金占用，资产管理员可将闲置的资产向设备管理部门申请办理退库。设备管理部门参照闲置资产管理制度将退回的闲置资产放置资产周转库，并根据医院发展及业务需求统一维护保养，进行日常租赁活动。

（4）严格落实固定资产清查盘点工作

制定清查盘点制度。盘点需要依据相关制度来开展，从而保障工作的规范性，同时通过明确相关人员的权责来提升其责任意识。医院需要根据自身实际情况建立固定资产盘点管理制度并设置专业的固定资产盘点小组。制度应当规定盘点的范围、方式、流程和其他注意事项，在制度中应明确各相关负责人的工作职责，保证盘点工作能够顺利完成。根据制定的盘点制度，每次盘点前应制定具体的盘点实施办法，明确清查工作的责任分工、清查重点、清查时间、具体的清查程序以及盘点工作需要报送的各种材料等，确定清查需要达到的效果。

规范固定资产盘点工作。清查工作分为三个阶段。首先是科室自查，固定资产使用部门的责任人需要安排科室范围内的清查，整理出详细的固定资产清单。责任人需要根据清单进行逐一核查，确认相关信息无误后上报，若存在问题还需要详细说明具体情况及原因。其次，由清查小组仔细审查各科室上交的清单，根据实际情况选择进行小范围或者大范围的盘点。具体来说，针对大型高精尖资产以及固定资产数量较多的科室需要进行现场抽查，也就是小范围盘点，清查结果与科室上报结果不一致时需组织专项清查；大范围盘点为全面盘点，每年应进行一次，盘点时需要相关院领导参与，科室主任需要跟随盘点。盘点要求账实一致，需要核对规格型号是否与账面记载一致、是否为同一资产、固定资产上的标签是否清晰完整，同时检查资产的使用状况，判断是否闲置。此外，可以建立固定资产管理系统，利用条形码扫描录入信息，减轻工作量。清查结束后召开例会对盘点结果进行汇总分析，对于盘亏或盘盈的资产需要相关方提交证明材料并给出合理解释，责任人应提出处理意见和改进措施。最后，在盘点结束后应继续监督资产使用部门的资产管理工作，避免后期工作不到位。

固定资产清查盘点流程优化。设备科、总务科以及使用科室相关人员等组成清查盘点小组，制定盘点计划表并上报院领导审批，同时审计科需要对盘点进行全程监督。盘点小组会同财务科开展盘点工作，对盘点结果需填写清查盘点表并出具盘亏盘盈报告，账实不一致的资产需要资产责任人出具书面说明，同时管理部门需要找出原因并给出处理意见。财务科依据盘点结果进行账务处理，管理部门及使用部门需要及时更新明细账和卡片。

（5）合理、及时地进行固定资产报废处置

①提升职工固定资产处置的积极性。医院应当完善资产处置制度，若发现未经处置流程而减少的资产，需要找出原因同时进行责任追究。资产转入处置程序后资产明细账以及资产目录也需要相应地进行更新，财务科需要依据固定资产的处置情况进行账务处理，保证账实相符。在合理期限内及时处理资产，能够使仍有利用价值的资产继续发挥价值，减少不必要的浪费，也能避免资产堆积占用有限的医疗空间。医院需要加强对资产处置工作的重视，从院领导开始自上而下地带动全院职工增强对资产处置的重视。针对不同的固定资产可以设置不同的处置期限，督促责任人在规定时间内及时处理资产。对于未按照规定处理、延期处理

甚至不处理的责任人，应当给予处罚。同时可以根据资产处置的收益大小或者减少损失的程度等方面来设置指标，根据指标的完成程度进行相应的奖惩，以此增强职工处置资产的积极性。

②规范管理固定资产处置工作。无论是大型资产还是中小型资产，报废时都应进行严格的鉴定，针对大型贵重资产还应当出具详细的报废鉴定报告。处置的资产由资产使用部门转出并由规定的公司回收，需要暂存仓库的可以先存放在仓库但应在一定的时间内转出，不得无故占用仓库空间，仓库需要配备专人管理资产，定期进行清查。在填写固定资产处置单时应当规范，需要详细填写资产的规格型号、入库日期、报废原因、处置日期、资产原值、残值以及预计处理费用等内容。增强固定资产处置的管理也需要加大审计监督力度，这不仅要求医院提升其内部审计的效力，而且医院需要聘请外部审计对资产处置过程进行检查。审计机构需要对资产处置流程进行监督，检查授权审批是否合理有效、申请材料是否真实完整、残值收入是否流入规定账户，同时应当着重对非正常因素导致的报废、不合理的出售以及不正常的捐赠等情况进行审计，从而确保资产处置依照制度严格执行。审计时发现了问题需要及时处理，不合理的处置需要找出原因，对于重大问题要及时上报，同时进行责任追究。强化审计监督能够减少资产随意处置的现象，降低国有资产流失的风险。

③固定资产报废处置流程优化。对于无法继续发挥作用的资产，使用部门应当及时提交报废申请进入资产处置程序，归口管理部门进行审核并判断是否为正常报废，对于非正常报废需要查明原因后编制非正常报废申请，经过财务科以及院领导的审批后，管理部门组织报废鉴定，出具鉴定表并确定处置方式，最后报院领导审批。财务科填写资产原值等信息，编制报废明细汇总表并进行账务处理，归口部门注销明细账中相关内容，使用部门移交资产同时注销卡片。

3. 建立健全合同管理制度

医院应建立健全合同管理制度，要求各内控相关部门严格遵守合同管理制度，担负起各自管理职责，严禁伙同他人签订损害医院经济利益的合同。各部门职责如下：院办负责制定合同签批模板及合同审批流程，妥善保管和使用合同专用章，不得私自外借其他部门使用。财务科应当根据合同内容审核相关付款事项，对未按合同要求进行付款的单位，财务科应有权暂停与该合同有关的经济往来，并将结果汇报给各主管部门。各主管部门应设立合同台账逐笔对已签订的合同进行登记，按合同管理制度要求管理、存放合同。合同需要变更的，应组织相关部门做好会议纪要，并对合同进行全程管理。采购部门代表医院对外签署合同，应按照合同签批流程，通过院内办公申请，下载纸质合同模板，与供应商签订采购合同。内审监管部门应严格审阅每份合同，对合同内容有异议的，应及时通知相关部门暂停签订合同，待合同有异议部分得到解决后再继续签订合同。对于非常规、有重大影响、专业性强的复杂的合同，医院应当组织相关部门集体参与讨论，如有需要可聘请律师、有关专家参与会谈，并形成会议纪要。应严格按照合同管理制度及合同签批流程订立合同，并对合同实行分类、归档。合同履行过程中，人为原因导致合同可能无法按时履行的，应当及时采取应对措施。对于需要付款的合同，应及时通知财务科暂停付款。对于合同需要验收的，应暂停验收，待合同问题解决后继续履行合同。对于有纠纷的合同，应当有合同签订的双方协商解决纠纷，并在规定的期限内给予解决及反馈；私下双方能够达成一致的，按照双方意愿可解除纠纷；合同纠纷经协商无法解决的，应选择仲裁或诉讼方式解决。

五、提高医院资产管理人员的素质

医院资产管理人员的素质能力在很大程度上决定了资产管理的效率、效果，因而需要提高医院资产管理人员的道德水平。如果资产管理人员潜藏着道德风险因素，那么在进行资产管理时容易发生监守自盗的情况。为了杜绝此类现象发生，一方面要通过问责制度制衡相关人员的行为，强化其自律意识和道德水平；另一方面，应当组织相关人员参加法律知识、会计人员职业素养等方面的教育培训。

六、完善医院资产管理信息系统

随着现代信息技术的迅猛发展，信息技术在各行各业得到了广泛的应用，并取得了十分显著的成效。特别是在财务工作中，应用信息技术更是有着极其显著的作用。因此，将信息技术应用到医院的资产管理工作中，能够有效提高医院对资产的管理质量。然而，现如今我国很多医院在利用信息技术开展资产管理工作时，没有建立一个全面的资产管理信息系统，这就导致医院的信息系统不能够形成"合力"，往往是"孤军奋战"，而这些比较的孤立的信息系统必然会影响医院收集有关资产管理的信息。而在现如今的大数据时代，医院有必要通过大数据对资产信息进行处理，才可以更好地完成医院资产管理的工作，这就需要医院能够积极地对财务信息系统进行完善，并将医院内部的成本核算系统以及医疗物资管理系统等有效整合到一起，这样就可以有效地保证医院财务信息的完整性。

　　同时，医院在开展资产管理的工作时，需要注重整合医院内部的信息，实现对各种信息的集成化和精细化管理，提高医院的管理效率。现在已经有很多的医院都在积极地建立内部的基础信息数据平台，有效实现了对内部信息系统的整合，有效增强了医院的工作效率，降低了工作成本，加快了医院的市场反应速度，大幅提高了医院的经济效益，进一步促进了医院的良性发展。

第三章　医院负债的核算与管理

如何合理控制医院负债规模、防范财务风险对于医院具有重要的现实意义。本章分为医院负债管理概述、医院负债核算实务、医院负债管理的策略探讨三节，主要包括医院负债管理的特点与作用、流动负债的核算、非流动负债的核算等内容。

第一节　医院负债管理概述

一、医院负债管理的特点与作用

（一）医院负债的特点

第一，医院负债是指医院的实际债务，也就是医院过去经营中产生的、实际存在的、必须由医院来承担的债务。

第二，医院负债是一种可以用金钱衡量的负债，在财务管理上，无法用金钱衡量的债务不能被视为负债。

（二）医院负债管理的作用

通过对医院债务管理的研究，可以有效地解决目前的财政困难，拓展医院的运营范围，提高医院的市场竞争力。市场经济是一种竞争经济，其成功与否除参与竞争的手段外，还在于其自身的竞争能力。医院的资本规模是衡量医院竞争力的一个重要指标。借款可以使医院在短期内获得充足的资本，抓住发展机会，形成一个良好的资本流通，提高医院的市场竞争力。

通过对医院负债的管理，可以实现财务杠杆作用，从而增加医院的利润。在住院期间，负债的利息是一种固定的费用，它与医院的收入没有关系，在医院的资产回报率变化时，会使医院的净资产收益率产生较大的变化。因此，由于杠杆作用的存在，在资产回报率上升时，净资产收益率的增幅要大于资产回报率。这意味着随着资产回报率的增加，增加的负债对医院盈利的影响就会更大。

二、医院负债管理的理论基础

（一）资金运营理论

资金运营贯穿企业整个经营过程。从企业筹资、投资再到资金回笼，资金活动无处不在。资金运营管理指的是企业在筹资、投资和资金运营一系列活动中对资金调度、资金结算、提高资金管理水平等各方面的运营管理活动。

资金运营的过程并不是一帆风顺，在资金流动过程中，会出现由于企业资金管理不当导致经营资金短缺或者盈余过多、资金使用不当、资金运营内部控制薄弱等导致企业面临资金投入没有获得预期收益，实际资金投入产出获得比低于预期投入产出比的风险。具体来说，资金运营风险如债务偿还风险、企业资金链断裂风险、投资效率低等。资金运营风险可以说是企业面临的最重要的风险之一。因此，企业应当加强资金链管理，提高资金运营管理水平。

企业资金运营风险管理是指通过运用企业以前年度的财务数据对企业资金运营进行数量化分析，分析资金来源多少、各种资金筹资比例、资金投资方向及盈利能力等，也可以模拟企业筹资、投资及运营互动各个环节预测未来资金流动情况。通过一系列的资金运营指标分析，可以使企业经营者根据以往数据计算结果分析资金过去使用存在哪些不利于企业发展的方面，并结合自身管理经验对经营中的各种因资金运营带来的财务风险采取适当措施，从而达到提高企业的财务风险承受能力。

负债资金运营不仅具有资金运营的特点，而且可能存在类金融带来的财务风险。类金融资金作为一种新的融资方式，具备了融资成本较低、融资渠道便利的优点，但正是因为这些优势，一些正在使用或者即将使用此种方式的企业只看到了其优点，而忽视了资金运营过程中的风险。因此，从资金筹集到资金投放和资金整个运营过程都需要制定有效的管理体系，类金融融资方式才能发挥它真正的作用。

1. 营运资金概念

营运资金不同于资金运营。资金运营是一个过程，而营运资金代表企业可用资金量。营运资金可以说是资金运营过程中资金的概念。营运资金用公式表示为流动资产扣除流动负债后可利用的资金量，也称为净营运资金。流动资产的含义是指企业可以在一个经营周期内使用或者变现的资产，包括货币资金、应收账款、存货等。变现快、使用灵活是流动资产的特性。流动负债是企业在一个经营或生产周期内需要偿还的债务。短期内偿还是流动负债的特性，根据这一特性，流动负债可分为短期借款、应付账款等款项。企业应当加强对流动负债的管理，计算好使用期限和偿还时间。否则，企业会面临偿还债务的压力和风险。

净营运资金的多少，代表了企业生产经营活动是否能如期顺利开展进行、企业能否顺利偿还债务的问题。企业也需要衡量营运资金多少，而营运资金多少的背后是流动资产负债结构的问题。净营运资金多并不代表企业经营好，净营运资金多表明企业多是利用自有资金发展，负债少，虽然企业有充足的现金流可以偿还债务，但这也说明企业没有真正发挥财务杠杆的作用，企业的资金流没有得到及时、充分、有效的利用，导致企业账面留存了大量流动资金。而净营运资金少就是相反的含义，代表企业经营策略过于激进，虽然债务融资为企业带来了大量的资金，但短时间内偿还债务的压力比较大，再加之如果企业没有有效的管理和营销产品的能力，产品积压，同样也会面临债务偿还风险。

2. 营运资金特点

营运资金的特点主要有：①营运资金周转时间快。从营运资金的概念可知，营运资金通常在一个经营周期，因此其周转时间快、周期短。根据这一特点，营运资金需要通过短期筹资获得。②营运资金来源范围广。如短期银行借款、应收账款、预收账款、应收票据等多种方式。③营运资金数量不确定。因流动资产和流动负债具有短期使用和短期偿还的特性，很容易受到公司内部经营活动、管理层经营决策以及外部信用政策等影响，因此营运资金的数量也就易受影响，具有不确定性。④短期偿付性。流动资产用来偿还流动负债，当企业面临短期资金偿还，营运资金就可以用来偿还短期债务，解决企业短期资金周转困境。

（二）风险管理理论

风险代表不确定性，即人们在认识世界的过程中从事一项活动所带来的不确定性的结果，这种结果既可以是损失，也可以是收益。风险可以用相关指标来衡量风险大小，比如标准离差率、贝塔系数等。随着社会、经济结构变化和科技的进步，风险无时无刻存在并伴随任何经济活动。风险在传统的观念中代表着损失，而现代的风险观念中不仅有损失的含义，还有机遇。

风险一词出现之后，风险管理逐渐变成一门系统学科。风险管理从 20 世纪 60 年代中期开始发展，迄今为止，为企业的经营发展提供了重要的理论支撑。传统风险管理理论的目的就是减少不利风险对企业经营发展的影响，企业采取回避风险或者风险转移措施。在这个阶段，保险是减少风险和损失的主要工具。20 世纪 50 年代，美国通用汽车公司的一场火灾成了风险管理科学发展的契机。由于企业的经营伴随着风险，因此，企业经营的目的与风险管理目的是一样的。企业经营的目的是企业能生存、获得收益、价值最大化、履行相应的社会责任，那么企业风险管理的目的则是控制风险发生的大小、控制潜在的损失。

2017 年，美国 COSO 委员会对风险管理框架加以修改。在新修改版中，将风险管理定义为："以创造、维持和实现价值评估提供中，组织将战略制定和实施与风险文化、能力和实践相结合"。与旧框架相比，新框架下的风险定义摒弃了旧框架下只强调风险的"消极性"，同时考虑到了风险的"积极性"。2017 年的 COSO-ERM 框架中包括五个要素，分别是：治理和文化，战略和目标设定，绩效，审阅和修正，信息、沟通和报告。

要想做好风险管理，第一步就是要能正确地识别风险。风险识别这个阶段包含风险感知和分析两部分，通过各种方法在风险事件发生之前准确识别出潜在风险，分析出会导致其风险发生的诱因。接下来是风险评估，当风险事件产生时，必然会带来不良影响，人们需要对风险尚未发生以及已经发生后的变化和损失进行估量和计算，从而针对结果制定相应的紧急预案和措施。当人们对风险进行初步的识别和评估过后，需要通过采取相应的有效措施针对性地去挽回损失，弥补缺口和漏洞，这就是风险控制。现在常见的控制风险的办法主要有风险转移、控制损失、风险保留、风险规避。最后的风险调整是指在风险事件解决之后，根据之前出现的不同风险和将其解决的措施，进行复盘和优化，从而为之后出现类似的风险事件做防范。针对不同风险不断建设并完善风险管理机制对企业在运行的过程当中可能存在的风险进行风险评估，也可以帮助企业在市场当中尽可能地减少风险，减少企业所能够产生的损失。因此，企业建立完善的风险管理机制是非常必要的，可以用来降低由市场当中的风险所带来的损失。

作为以医院为研究对象，医院同样适用于风险管理的理论基础。因为新医改之后，市场竞争加剧，医院的财务风险管理体系亟须加强，运用风险管理理论构建财务风险管理体系显得尤为重要。

（三）财务风险理论

1.财务风险的概念

财务风险是指企业在财务活动过程中，各种难以预料的因素导致企业遭受财务损失的风险。从财务活动环节，分为筹资风险、投资风险、运营风险。从财务风险是否可控，分为可控制风险和不可控制风险。在企业整个财务活动中，从筹措资金、长短期投资到资金运营过程中都存在风险，因此，可以按照类金融资金在企业整个活动主要环节中，分析会给企业带来哪些财务风险。

筹资风险主要是企业在筹资过程中面临的风险，它与企业筹资的方法和形式密切相关。一般的筹资风险主要是指企业因筹资方式不同、筹资时间不同而面临不同的偿还风险。第一是资金链风险。如果企业负债结构长短负债搭配不平衡，负债结构不合理，有可能在将来偿还债务时面临巨大的偿债压力和资金断裂风险。第二是收益不确定风险。收益不确定风险是指企业使用资金带来收益具有不确定性。收益不确定性体现在企业选用不同的筹资方式，投入不同的领域。筹资方式区分筹资成本高低，投资领域也会有投资回报的高低，如果企业投资决策较为激进，将短期资金或者成本较高资金投入到投资周期较长的行业或者收益具有不确定性行业，那么企业就会存在收益不确定性风险。

在一定的资本结构下，企业选用发行债券筹资方式有抵税作用。债券利息可以在税前扣除，债务利息越多，企业可以在息税前扣除的越多，债务利息抵免税负作用越大。反之，债务利息越少，利息税前抵税作用越小。筹资风险也可以用相应财务指标衡量，一般用流动比率、速动比率等财务指标作为筹资风险评估的衡量。企业的流动比率代表了企业短期内资产变现能力，流动比率越高，企业资产越多，偿债风险就越小。流动比率越低，流动资产越少，企业存在偿还债务的风险。速动比率是指流动资产中扣除存货以后流动负债的差额，因为扣除了存货，而存货不能随时兑现，所以速动比率比流动比率更能体现企业短期债务偿还能力的程度。除此之外，资产负债率、财务杠杆系数等也是反映企业短期偿债能力的指标。

投资风险主要为企业投资一个项目的预期收益率低于投资者要求的必要收益率的风险。企业筹集到资金，除了投入日常的生产经营，也会投资其他领域其他行业的项目。投资风险一般是企业内部经营方面和外部经济环境的风险。企业内部投资决策的失误、不重视内部控制制度建设、管理措施的失误等都有可能会导致投资失败。而外部经济环境则是投资项目不能如期投产无法获得收益，或者已经投产、已经出现亏损、资金链断裂等。除此之外，外部环境还包括政府政策的导向、市场利率水平的变化，它们都会影响一个投资项目的实施和运行。投资风险评估一般是经营杠杆系数。经营杠杆系数越大，带来更大的财务风险。

经营风险主要是企业经营过程中面临的资金运营风险。比如，存货变现风险，企业的产品如果质量不可靠，销路不畅，极易造成产品库存积压、资金沉淀。又如应收账款风险，由于企业对购买方给予的信用赊账条件形成的应收账款。应收账款一方面可以巩固与购买方的合作关系，但是如果周期过长，很可能会导致货款到期无法收回资金链断裂，偿债压力加大。

2. 财务风险的特征

财务风险的特征主要体现在以下几点：第一，财务风险不确定性。财务风险的不确定性体现在企业经营环境具有不确定性和财务风险发生具有不确定性。企业经营活动势必要受到内、外部环境的影响。内部环境如企业经营战略、企业内部控制、经营管理人员的素质、管理水平；外部环境影响因素如供应渠道、融资环境、投资环境、政府政策等；企业财务风险受到营商环境影响发生的可能性有高有低，有大有小。企业应时刻关注内外部营商环境，尽量减少因为环境的不确定性带来的财务风险。第二，财务风险客观性。财务风险存在于企业整个经营活动过程，只要有经济活动就有财务风险。从资金的筹资、投资、运营再到资金回笼，整个过程不仅会使企业产生收益，也会有财务风险，风险与收益始终并存，因此，财务风险的客观性就体现在财务风险客观存在于经济活动中。尽管财务风险客观存在，但企业仍然可以采用一定控制风险方法降低财务风险至企业可接受的水平。第三，财务风险具有损益性。企业的收益常常伴随着风险，并且通常情况下风险与收益成正相关，高收益伴随高风险，低风险带来低收益。因此，企业为了获取高收益就必须承受高风险，并且可以根据企业抵御风险的能力来判断风险产生的大小。除此之外，企业的损益性还与企业的固定费用、经营实力、销售状况等因素密切相关。一般情况下，当企业存在较大额的固定费用时，这就可以表明企业处于扩张上升时期，企业的经营收益也会随着风险的增加而增加；当企业面临经营环境恶化或者市场环境不利于企业发展而导致企业经营有亏损可能时，企业的固定费用得不到补偿带来了企业经营风险的增加；当企业销售渠道受阻，销售能力下降时，企业产品出现挤压，存货周转速度变慢，企业资金面临无法快速周转也会带来财务风险的增加。以上这些情况都是财务风险的损益性。第四，财务风险的复杂性。导致企业财务复杂性的因素很多，包括企业的经营环境、企业管理方式、管理理念、企业资金运营效率的高低、企业管理层素质、企业内部控制许多方面。这些财务风险有可以预测的也有不可预测的。因此导致企业财务复杂性的原因多种多样。

3. 财务风险管理的含义

财务风险管理存在于企业整个生产经营活动过程中。刘恩禄、汤谷良在文章《论财务风险管理》中提出，财务风险管理按照逻辑顺序可以分为三步：第一步是风险识别与评估，第二步是风险预防和控制，第三步是风险损失的处理。风险识别与评估是对企业可能存在的财务风险进行判断和识别，并使用定量财务等方法对已识别出的财务风险进行评估，针对识别和评估出的财务风险做出应对措施。

（四）内部控制理论

内部控制理论是一种为了取得企业效益、确认财务相关资料的真实性、确保资产和资金不会流失、确认企业的经营在法律法规的准则内而制定和施行的程序、政策和方法的总称。自20世纪30年代以来，经济社会的发展，使内控在会计学的理论研究和实践应用中得到重视。

内部控制理论主要分为五个时期：以账账核对和不相容岗位相分离为主的内部制衡时期、以内部会计控制和内部管理控制互相结合的控制时期、以内部控制结构和内部整体控制整体框架为理论的结构时期、运用COSO-ERM架框的内部控制整合时期以及全面风险管理的时期。《内部控制—整合框架》中五要素包括控制环境、风险评估、控制活动、信息和沟通和监督。目前，COSO报告现已被全社会广泛，并且成为是内部控制最权威的理论成果，财务风险作为风险中的一种类型对内部控制制度具有重要的意义。在进行医院的负债管理研究时，运用内部控制理论对医院的财务风险管理是十分有意义的。

（五）优序融资理论

优序融资理论最早由迈尔斯（Myers）和梅吉拉夫（Majluf）于1984年提出。他们分别探讨了在信息不对称情况下，债券融资和股权融资对企业价值的影响。债券融资对企业的价值影响体现在对资金的使用方向上，获得收益大小会影响企业债务偿还和企业声誉，进而影响企业价值。股权融资对企业价值的影响体现在对市场计划、财务预算以及股东比例的影响，市场计划不同、财务预算制定以及股东比例影响企业价值。企业选择融资方式优先选择内部留存收益积累，接下来是发行债券，债券融资有抵税作用，且筹资手续没有股权融资复杂。最后是股权方式。优序融资理论认为，信息因素对寻找企业最优资本结构与均衡具有一定的优越性，但优序融资理论的缺点在既定条件下对资金应用具有短期性，无法显示随着企业经营发展的变化体现企业资本结构变化。

现代金融理论认为，资金成本因素对企业至关重要并需要被优先考虑，资金成本因素可以帮助企业决定采用何种筹资方式，合理选择筹集资金方式有利于企业获得更好的经济效益。但最终企业无论选用何种筹资方式，都会依照成本最低的原则选择融资方式。在融资方式上通常有以下三种，分别是内源融资、债券融资、股权融资。在各种融资方式过程中，企业也会尽力压缩各种额外的不必要的支出。内源融资表现为企业历年利润中留存收益的积累，之所以将内源融资作为首选，是因为企业在这个过程中所需要支付的筹资成本极低甚至无须支付成本就可得到资金，并且内源融资在实施过程中空间很大，几乎不受外界环境影响。其次就是债务融资。债务融资的形式一般体现为企业利用发行债券等，选择公开或者非公开的方式募集的资金。相比较内源融资，债务融资使企业负担如期偿还本息的压力，增加了企业的财务费用支出。最后是股权融资，企业通过发行股票或者不断追加投资等方式募集资金。股权融资因为其融资手续相比较债券融资手续较为繁杂、融资成本较高等原因成了企业最后的选择。

三、医院负债经营的风险诱因分析

医院债务的成因归根结底是争取更好的医疗资源。医院为了提供更好的医疗服务需要人才、技术和设备资源的支撑，也就需要资金投入人才建设、技术研究和设备引进中，资金是否充足又要靠医疗服务水平的实力支持来吸引患者，积累更多自有资金，这就成了医疗资源获取能力的一个循环。医院很难靠自身找到这一循环的突破口，需要借助外部资金。医院相比于企业，其融资渠道的通达性有待增强，在内源融资有限的情况下，外源融资中的债务融资成了医院解决资金问题的重要途径，因此才有了医院债务存在的理由。

（一）财政资金投入不能完全到位

按国家卫生政策，医院的基本建设和设备购置、重点学科发展、人才培养、符合国家规定的离退休人员费用和政策性亏损补贴等 6 项投入由财政负担。现实中，医疗财政投入总体来说不能完全与政府应履行的 6 项投入相匹配，政府投入责任不明确、财政投入不到位、补偿政策不稳定等问题仍然存在。财政资金投入不足导致医院的扩张和发展主要靠自筹资金。医院需要应对外部医疗市场竞争和卫生公益职责履行的双重压力，在面临自有资金积累缓慢、财政补偿机制不顺的境况下，债务融资就成为医院发展的必然选择。

（二）医疗政策实施造成资金缺口

目前，医院需在一定程度上自行消化医疗政策实施带来的缺口。在政府出台了相关补偿政策的指导下，仍有一些地方的医疗服务价格调整不到位，价格补偿率明显低于政策设计。如果医改政策性支出没有足够的财政额外投入，就会分薄了医保基金，将负担转嫁给医院。因为医保基金总额是确定的，在优先进行政策性支出后，余款才用于定点医疗机构清算。如家庭医师签约服务费、异地就医联网结算、使用谈判药品医疗机构补偿等医改政策性支出，均是从当地医保基金支出。医疗政策实施造成的资金缺口增加了医院从外部融资的需求，成了债务形成的又一主要原因。

（三）医保基金结算不够科学合理

对医院的资金流有较大影响的是医疗保险基金结算问题，它也是医疗卫生行业关注的焦点问题。医疗机构接诊的患者中约 90% 是各类医保患者，医保资金占医院现金收入 50% 以上。医保拒付和拖欠的现象时有发生，如果拒付或拖欠金额较大，会影响医院的正常资金周转。医保基金结算问题不是单一性的，一方面是医保基金结算基金收支不平衡，政策性支出结构不合理，导致医疗机构住院基本医疗保险清算出现赤字；另一方面是医保结算安排的不合理，比如"年度超支不补"这一安排，容易导致多年累积下医保结余较高的现象，压缩医保基金对医疗机构的可支付总额。医保基金结算不够科学、合理无疑会给医院的资金流带来较大的压力，医院寻求债务融资缓解资金短缺的问题，或者拖欠供应商的款项以维持正常运转。

（四）医院本身经营不善

1. 责任体制不当

政府在医院中存在着两种不同的立场，或者政府作为医院的拥有者，或者政府作为监督者。这是一种"管办一体"的管理模式，因此，医院的人、财、物、事都由国家来管理。这一问题的关键就是医院的院长。医院的院长，一般都是由政府的相关部门任命的，一般都是学术专家型院长，他们在院长任期的同时，可能是某一具体领域的学术巨擘，也可能同时在某一医学院在职任教。这些院长在面临着巨大的市场压力的时候，很少有精力去管理，也不擅长，所以医院在运营的时候，有的院长就可能会到处借钱，从而造成了医院的债务危机。

2. 医院内部财务关系复杂

由于医院受到的管制是多方面的，我国特殊的经济体制造成了医院的财务管理体制十分复杂，而医院及其所属的政府部门的利益分配是医院财政问题的核心问题，从而造成了医院内部各部门在经费的使用上出现了一些不明确的权力关系，从而出现了财政周转迟缓、资产流失等问题。

3. 投融资缺乏科学性导致财务决策失误

我国医院目前的融资行为还没有得到普遍的理解和认可，在是否融资的决策中往往依靠医院领导的魄力，一旦医院领导最终决定可以融资，接下来的融资分析和融资调研工作往往会很草率地进行，甚至依靠领导的人脉来私下议定，故而因为医院具体实施的融资行为缺乏严谨的分析和研究，而领导所依据的外界信息可能会不真实、不全面，如此一来，医院的实际的融资行为带来的资金会附带一些不必要的麻烦，如资金的结构、周期等。另外，在使用资金购买存货的问题上，如果错误决策，或者为政绩而热情决策，将大量资金用于购置医药用品，那不仅会占用大量资金，同时保管费用也会上涨，如果出现存货腐坏等情况，也会直接带来损失，这样也会带来财务风险。

4. 错误的政绩观

医院是国家直属的下属单位，一些医院领导因工作表现突出而晋升为局长、市长或更高级别的行政首长，在我国是很普遍的。目前，我国医院的经营业绩并不是以医院的效率和功能衡量的，因此，一些医院就会为了突出医院的发展速度，加大医院的规模，提高医院的服务水平，筹集巨额的资金，过度的借贷，大兴土木，购买高端的精密医疗设备，以增加医院的收益，以此来彰显医院的发展速度和自己的政绩。

第二节　医院负债核算实务

一、流动负债的核算

（一）短期借款

短期借款是指医院向银行或其他非银行金融机构借入的期限在 1 年以内的借款。短期借款按照是否需要担保，可分为信用借款和抵押借款。

医院设置"短期借款"科目核算医院向银行或其他金融机构等借入的期限在 1 年以下（含 1 年）的各种借款，医院应当按照贷款单位和贷款种类进行明细核算。医院在借入各种短期借款时，按照实际借得的金额，借记"银行存款"科目，贷记"短期借款"科目；在发生短期借款利息时，借记"管理费用"科目，贷记"预提费用""银行存款"等科目；在归还借款时，借记"短期借款"科目，贷记"银行存款"科目。"短期借款"科目期末贷方余额，反映医院尚未偿还的短期借款本金。

（二）应收账款

应收账款是指医院在日常的经营过程中应向消费方收取的款项，包括税金等其他资金。应收账款通常是医院信用销售的产物，他的最终确认与收入存在密切联系，因此，被视为医院的债权资产，是医院流动资产的重要组成部分，是现代商业信用的附属品。

应收账款与其他流动资产相比，具有以下特征。

其一是高风险性。应收账款作为医院的信用销售的产物，仅仅是一项以契约形式存在的债权，在整个经验过程中，并没有真正的现金流入，除了合约与字据之外，并没有能保证债券的实物资产，当债务人发生经营危机无力偿还欠款时，债权企业就可能面临无法收回账款的坏账风险。

其二是高回收成本。一般情况下，欠款方不会主动支付钱款，为了降低风险、减少回款损失，医院不得不采取一定手段和措施对账款进行催收，但追回欠款往往需要付出一定的代价，雇佣专业团队、法律诉讼等追款途径不仅需要耗费大量的人力、物力，同时也在无形之中给医院造成资金负担。

其三是流动性差。由于应收账款是信用销售所产生的，虽然双方约定了具体的还款日期，但往往需要的时间比约定的还款周期更长，而在不断累积中，应收账款仅仅只是记录在流动资产中，长此以往逾期的应收账款很容易变成坏账，这种无息的借款行为最终会影响资金的流通速度，降低资金使用效率，对医院持续经营带来风险。

应收账款管理是指信用赊销交易开始，买卖双方自应收账款产生到最终被收回或做坏账处理这一过程中，医院应采用系统的方法和科学的手段，对应收账款回收全过程所进行的管理。

（三）应付账款

应付账款是指医院因购买库存物资、固定资产和接受服务供应等过程中，交易已经成立（物资或服务所有权上的风险和报酬已经发生转移），但推迟支付给供应单位的款项。应付账款和应付票据一样，都是医院在赊购过程中因为商业信用的存在而形成的流动负债。

应付账款入账时间的确定，一般应以与所购买物资所有权有关的风险和报酬已经转移或者劳务已经接受为标志。

如果物资和发票账单同时到达，一般要等到物资验收入库后，才按发票账单登记应付账款账户。这样做的原因是确认所购入的物资是否在质量、数量和品种上与合同条款相符，以免由于先入账而在验收入库时发现购入物资与合同出现差错、遗漏、物资破损等问题而调账。

如果物资和发票账单未同时到达，此时医院已经承担了支付相应价格给供货方的义务，按照权责发生制基础，医院此时必须在资产负债表上客观反映该债务。医院应当在月末将所购物资和应付债务估计入账，在下月初再用红字予以冲回。

在发生应付账款时，按照应付未付金额，借记"库存物资""固定资产"等科目，贷记"应付账款"科目。在偿付应付账款时，借记"应付账款"科目，贷记"银行存款"等科目。在开出、承兑商业汇票抵付应付账款时，借记"应付账款"科目，贷记"应付票据"科目。在确实无法支付或由其他单位承担的应付账款时，借记"应付账款"科目，贷记"其他收入"科目。

（四）应付票据

应付票据是指医院在购买库存物资、医疗设备或接受服务供应等而开出、承兑的商业汇票，表明医院与销货方之间存在着债务与债权关系。应付票据相对于应付账款，具有更强的约束力和流动性。票据按承兑人不同，分为银行承兑汇票和商业承兑汇票两种；按是否带息，分为带息应付票据（息票）和不带息应付票据（光票）两种。

带息应付票据在票面上往往标明一定的利率，该利率用来计算票据所含的利息。在票据到期时，医院除需要偿还票面金额外，还需要支付按规定计算的利息。一般来说，应付票据的利息并不需要按月预提，只要在票据到期时一次性计入管理费用。但是对于应付票据存续期内跨结账日的（如以公历年度为会计期间的 6 月 30 日和 12 月 31 日），应当在结账日计提应付票据的利息费用。也就是说，仅仅在结账日，应付票据的价值才由面值和预提的利息费用组成。当医院的会计期末或者票据到期计算应付利息时，借记"管理费用"科目，贷记"应付票据—预提利息费用"科目；当应付票据到期还本付息，借记"应付票据"科目，尚未结算的利息记入借方"管理费用"科目，预提的计息借记"应付票据—预提利息费用"科目，贷记"银行存款"科目。

（五）预收医疗款

医院在救死扶伤的时候，也要考虑到自己的运营风险，尤其是那些需要住院的患者，除非是非常紧急的情况才允许患者可以不提前支付，一般情况下患者要根据预期的费用，提前支付，有时候还会根据患者的病情发展，分期支付。

医院应设立"预收医疗款"，核算住院病人、门诊病人等预收的费用，并将其作为住院病人、门诊病人等的明细账，并在此基础上明细核算到具体病人。这个账户是一个负债账户，它的期末贷方余额是指医院预付给住院患者和门诊患者的未结清的钱。预收医疗款的会计处理与应收住院病人医疗款、应收医疗款、医疗收益等会计处理密切相关，应结合有关业务核算，加深对预付医疗款的认识。

1. 预收门诊病人款项的核算

在与门诊病人结算医疗费时，病人应付的医疗款金额大于其预交金额，医院应按病人补付金额以及病人支付的方式是现金还是支票等，借记"库存现金""银行存款"等科目，按病人预交金额，借记该病人对应"预收医疗款"的明细科目，使得该科目清零，按病人应付医疗款金额，贷记"医疗收入"科目及其明细科目。

如果在与门诊病人结算医疗费时，病人应付医疗款金额小于其预交金额，按病人应付医疗款金额，借记病人对应的"预收医疗款"明细科目，使该明细科目清零，贷记"医疗收入"科目及其明细科目，按照还应按退还病人的金额，还应贷记"库存现金""银行存款"等科目。

2. 预收住院病人款项的核算

如果住院病人办理出院手续，结算医疗费时的会计核算与门诊病人的核算基本相同，其差别主要在于要计入"应收医疗款"科目的不同明细科目，住院病人的预收医疗款应计入"住院病人"一级明细科目。医院收到住院病人或门诊病人预交金，按实际预收的金额，借记"银行存款""库存现金"等科目，贷记"预收医疗款"科目、"住院病人"一级明细科目及其下属更加详细的明细科目。

如果住院病人应付的医疗款金额大于其预交金额，应按病人补付金额及支付方式，借记"库存现金""银行存款"等科目，按病人预交金额，借记"预收医疗款"及其对应的住院病人明细科目，使该明细科目清零。按病人欠费金额，借记"应收医疗款"科目，按病人应付的医疗款金额，贷记"应收在院病人医疗款"科目。

如果病人应付的医疗款金额小于其预交金额，应按病人预交金额，借记"预收医疗款"科目，按病人应付的医疗款金额，贷记"应收在院病人医疗款"科目，按退还给病人的差额，贷记"库存现金""银行存款"等科目。

（六）职工薪酬

新会计准则明确指出，职工薪酬为医院得到职工服务而给予的报酬，包括工资、奖金、五险一金、货币性及非货币性福利，也将解除劳资关系环节中做出的补偿内容等囊括其中。综合以上内容，可以将职工基本薪酬看成是工资与福利费用，前者涵盖了组成工资的所有内容，后者通常用于优化员工的日常生活质量，如非独立法人建成的职工医院、食堂等，均可以将其纳入福利费范畴中。与此同时，新会计准则还将五险一金整合至薪酬领域中，明确设定非货币性福利隶属于员工薪酬体系的重要构成，如带薪休假、服务性福利等，并且参照国际惯例做出的相关规定，导入辞退福利的相关内容，即员工在没有抵达退休年龄时，企业单方面提出提前终止劳务合同，需向职工支付补偿金。

在权责发生制基础下，职工工资总额基于是否应支付及"应发数"确定，主要会计分录时点为计提工资、代扣个人所得税、住房公积金和基础社会性保障费用（五险一金）、代扣为职工垫付的款项及实际支付工资和其他代扣款项等。

在计提应付职工薪酬时，按照"应发数"确认，通过单位管理、业务活动区分辅助及专业人员薪酬等业务范围；代扣个人所得税、住房公积金、基础社会性保障费用以及代扣的日常水电、房屋住宿等方面的费用时，均需要通过借记"应付职工薪酬—基本工资"相关内容进行综合性审查与核算，贷记"其他应交税费—应交个人所得税""应付职工薪酬—住房公积金/社会保险费"及"其他应收款"等相关科目；实际缴纳住房公积金和基础社会性保障费用、支付工资和其他代扣款项时，借记该科目，贷记国家财政管理的"财政拨款收入"等。

在收付实现制基础下，职工薪酬的支出总额按照"实发款"为标准。因而职工薪酬款项支付的时点有多个，其中包含职工薪资、日常税务缴纳中的代扣个人所得税、住房公积金、基础社会性保障费用以及其他代扣款项。为了准确核算预算会计分录具体金额，并简化预算会计核算的复杂程度，降低实务工作量，应按照财务会计相同的金额，进行账务处理，主要预算分录，借记"行政支出"或者"事业支出"等，而贷记部分则包含"财政拨款预算收入""资金结存"等方面。

在国家个人所得税税法中，部分职工薪酬内容属于税法规定的免税项，因此，医院应付职工薪酬纳税筹划中，需要准确分类、核算应付职工薪酬的每一项内容，将属于税法规定免税项单独罗列，在计算职工个人所得税时应提前扣除，同样可以实现减轻纳税金额的目的。在医院应付职工薪酬体系中，属于税法规定的免税项目很多，如针对独生子女职工家庭的补贴、托儿补助费、差旅津贴、学历津贴、午餐补助、电话补助、交通补助等各项费用，都属于纳税免征范围。医院应在职工薪酬报表中单独核算，逐一列举清楚，在计算个人所得税之前一并扣除。这里，医院在针对职工薪酬内容核算上，应做到认真、负责、反复核算，避免漏项、错项等问题出现，坚决维护职工个人的合法收益。同时，应坚决响应国家税收政策，做到积极依法纳税、合理合法避税，在保护员工合法收益的同时，守住依法纳税的底线，避免偷税、漏税等恶劣违法行径出现。

（七）应交税费

1. 增值税

增值税是以商品（含应税劳务）在流转过程中产生的增值额作为计税依据而征收的一种流转税，纳税人按其经营规模大小以及会计核算是否健全划分为一般纳税人和小规模纳税人。根据增值税相关管理办法，年应税销售额超过小规模纳税人标准的个人，非企业性单位、不经常发生应税行为的企业，视同小规模纳税人纳税，医院作为独立法人单位，一般需要进行一般纳税人和小规模纳税人资格认定。按照增值税法律制度相关规定，医院购入商品支付的增值税（进项税额），可以从销售商品或提供服务等按规定收取的增值税（销项税额）中抵扣医院所涉及的增值税。根据《财政部国家税务总局关于全面推开营业税改征增值税试点的通知》（财税〔2016〕36号）附件3第一条第（七）项规定的"营改增"相关的优惠政策，自2016年5月1日起，医疗机构提供的医疗服务属于免征增值税项目，同时财税〔2000〕42号文件中也规定了公立医院自产自用的制剂免征增值税。此外，医院日常工作中的病例复印、房屋出租、停车出租收入以及公立医院提供的非学历教育服务等，属于增值税的应税项目，公立医院可以按照简易税率计税。

2. 营业税、城市维护建设税和教育费附加纳税

发生营业税、城市维护建设税、教育费附加纳税义务的，按照税法规定计算的应交税费金额，借记"固定资产清理"（出售不动产应交的税费）、"其他支出"等科目，贷记"应交税费"科目。在实际交纳时，借记"应交税费"科目，贷记"银行存款"等科目。

3. 代扣个人所得税

发生代扣代缴个人所得税纳税义务的，按照税法规定计算应代扣代缴的个人所得税，借记"应付职工薪酬"科目，贷记"应交税费"科目。在实际交纳时，借记"应交税费"科目，贷记"银行存款"等科目。

根据财政部《关于基本养老保险费基本医疗保险费失业保险费住房公积金有关个人所得税政策的通知》规定，医院在计算代扣个人所得税时：①按照国家或省（自治区、直辖市）人民政府规定的缴费比例或办法实际缴付的基本养老保险费、基本医疗保险费和失业保险费，免征个人所得税；个人按照国家或省（自治区、直辖市）人民政府规定的缴费比例或办法实际缴付的基本养老保险费、基本医疗保险费和失业保险费，允许在个人应纳税所得额中扣除。②医院和个人超过规定的比例和标准缴付的基本养老保险费、基本医疗保险费和失业保险费，应将超过部分并入个人当期的工资、薪金收入，计征个人所得税。③医院和个人分别在不超过职工本人上一年度月平均工资12%的幅度内，其实际缴存的住房公积金，允许在个人应纳税所得额中扣除，医院和职工个人缴存住房公积金的月平均工资不得超过职工工作地所在设区城市上一年度职工月平均工资的3倍，医院和个人超过上述规定比例和标准缴付的住房公积金，应将超过部分并入个人当期的工资、薪金收入，计征个人所得税。④个人实际领（支）取原提存的基本养老保

险金、基本医疗保险金、失业保险金和住房公积金时，免征个人所得税。⑤上述职工工资口径按照国家统计局规定列入工资总额统计的项目计算。

4.印花税

根据《印花税暂行条例》相关规定，印花税是对经济活动和经济交往中书立、领受、使用的应税经济凭证所征收的一种税，纳税人为立合同人（合同双方当事人都是纳税义务人）、立据立簿人、领受人、使用人。印花税税率不高，但由于医院业务复杂且持续周期长，其所缴纳的印花税数额也较大，因此应重视和规范相应合同管理。医院平时的药品、材料、耗材等在采购过程中应按所签合同缴纳相应印花税，在签订建筑安装合同、采购合同、租赁合同以及经营账簿等行为时，应当合理、及时贴花应税。在账务处理中，根据会计制度规定，医院缴纳的印花税不需要预提应交税费，而是直接通过"业务活动费用""管理费用"等科目核算，不通过"其他应交税费"科目核算。

5.房产税和车船税

房产税是税务部门向产权所有人征收的以房屋为征税对象、按房屋的计税余值或租金收入为计税依据的财产税。财税〔2000〕42号文件中规定，自用的房产、土地、车船，免征房产税。《财政部国家税务总局关于具备房屋功能的地下建筑征收房产税的通知》（财税〔2005〕181号）文件指出，对于与地上房屋相连的地下建筑，如房屋的地下室、地下停车场、商场的地下部分等，应将地下部分与地上房屋视为一个整体按照地上房屋建筑的有关规定计算征收房产税。对于医院房屋的出租，如零售店、便民超市等应按照规定缴纳房产税。

公立医院尤其是三级以上医院拥有的公务车辆和医疗业务用车较多，根据《中华人民共和国车船税暂行条例》规定，医疗用车（医院以救护车为主）不在车船税免税范围之内，因而医院在购置医疗用车、常规公务车辆时，需要按照税收政策要求缴纳车船税。

二、非流动负债的核算

（一）非流动负债的概念

非流动负债是指偿还期在1年以上的长期借款、长期应付款等。与流动负债相比，非流动负债具有金额大、偿还期长的特点，包括长期借款、长期应付款等。

《医院财务制度》第六十一条规定：医院原则上不得借入非流动负债，确需借入或融资租赁的，应按规定报主管部门（或举办单位）和财政部门审批，并原则上由政府负责偿还。

（二）非流动负债的核算

1. 长期借款

本科目核算医院按规定向银行或其他金融机构借入的偿还期在 1 年以上（不含 1 年）的各项借款及发生的相关利息。本科目应当按贷款单位、具体贷款种类等进行明细核算。期末贷方余额，反映医院尚未偿还的长期借款本息。

长期借款与短期借款对利息的会计处理有所不同。在利息发生时，短期借款在"管理费用"直接列支，不增加债务数额；而长期借款却作增加债务数额处理。

为了完善医院的长期借款核算工作，需要其对自身的长期借款核算流程进行优化，从根本上来提高核算工作的效率。首先，医院应该简化长期借款核算工作中不必要的步骤，并对必须进行的工作步骤设定时间的限制，从而督促财务工作人员能够在规定的时间内完善核算工作。其次，医院应该加强对于财务工作人员的职业素养的教育和培训，从而提高他们的业务水平和工作积极性，进而实现核算工作效率的提高。最后，医院应该强化对于长期借款核算的监督力度，在保证核算工作真实性的前提下，对其工作质量也进行进一步保障。

建立健全长期借款风险防范体系，首先，需要医院的管理层树立科学的风险防范意识，将对于长期借款风险防范的管理理念深入到每一个部门和每一个工作以及决策当中来。其次，医院应该建立专本的风险防范管理部门，对医院的长期借款和其他资金问题进行风险评估和风险管理。在这个过程中，不仅需要风险防范管理部门进行管理工作，更需要每个部门和员工的配合。与此同时，医院还需要将长期借款的风险防范观念深入到每个员工当中，从而引导他们在日常工作中树立风险防范意识。在这一点上，医院的管理层首先可以加强对员工的风险意识的宣传与培训，尤其是在财务人员中，需要进行强化的教育与培训，从而帮助他们形成风险的意识，一旦在财务工作时发现风险，就可以及时地进行汇报并且加以防范。除此之外，医院还可以将风险防控这一概念纳入员工的绩效考核中，对在工作中发现风险的员工进行表扬与奖励，从而调动员工的积极性，最终实现长期借款风险防范体系在医院的建设与落实。

在医院长期借款管理的问题中，制定合理的还贷计划进行科学还贷是其中的重要手段。这就不仅要求医院在制定还贷计划的时候，从自身的财务现状和医院的发展实际出发，更需要医院的决策者从宏观的角度来进行制定。与此同时，医院应该根据所制定的还贷计划来进行提前还贷，从而减少因长期借款所产生的利息。同时，对于利率高的长期借款，医院应该将其放在优先还贷计划中，并对医院的流动资金进行合理的调配。

2. 长期应付款

长期应付款核算医院发生的偿还期限在 1 年以上（不含 1 年）的应付款项，如融资租入固定资产的租赁费等。本科目按长期应付款的种类设置明细账。期末贷方余额，反映尚未支付的各种长期应付款。

基于长期负债偿还期限长的这一特点，在计量时应充分考虑货币的时间价值，按照预计期限内需要偿还的未来净现金流出量的折现金额计量最能反映其真实价值，与决策更具相关性。

以长期借款为例。医院在取得长期借款时，在合同利率与实际利率很接近的情况下，不考虑利息调整额，直接按借款本金借记"银行存款"，贷记"长期借款"，此时"长期借款"科目的贷方余额反映的就是该长期债务的现值。反观长期应付款的会计处理，在其初始入账时以包含了利息的合同或协议价作为入账价值，而非现值。长期应付款同长期借款同属于企业的长期负债，因此在会计处理方法上理应具有一致性。

在长期借款的初始计量阶段，并未同时预提未来发生并支付的利息费用，利息费用均是按权责发生制原则在会计期末进行计提。而长期应付款在初始入账的同时将未来支付的利息费用进行了预提，计入了未确认融资费用。按照权责发生制原则，预提费用的情况应是先受益、后支付，待摊费用的情况应是先支付、后收益，而"长期应付款"入账之时债务医院还未开始受益，利息费用也未支付，因此，在长期应付款初始计量时不必考虑"未确认融资费用"。

第三节　医院负债管理的策略探讨

一、积极争取财政的支持

医院应该与各级政府做好协调沟通的工作，积极主动争取当地财政的资金或者项目补贴，获取税收优惠。一方面，在医疗基建等项目上，医院可以向政府申请财政拨款，争取财政补助，同时可以通过自身的公益性质享受税收优惠间接获得财政补助；另一方面，医院可以依托医学院，培育国家和省内的重点医疗项目，争取科研资金。

二、优化医院的融资策略

（一）基于发展战略调整融资规划

医院的融资工作既要考虑医院的长期发展战略，又要与医院的发展战略相匹配。医院管理者必须明确发展战略在规划引领医院发展的方向中的作用，同时要让医院的管理经营在战略布局下进行。医院通过制定融资决策来满足对资金的需求，而资金是医院前进扩大的动力源泉，因此，为了推动医院的发展战略，医院管理者需要加强融资管理，需调整融资策略与发展战略相匹配，保持两者之间的平衡，才能保证医院的经营规模不断扩大、发展。

（二）健全完善财务制度

医院想要健全和完善财务制度，就必须提升经营管理水平，完善内部控制管理。完善财务制度要巩固财务基础，也要建立科学有效的管理。财务内部治理不能违背规章制度，因此要健全财务制度，以问责制要求约束自我。完善财务制度必须以遵守道德为原则，坚持服务人民、遵纪守法。在医院控制管理中，财务制度是医院制度中最为关键的制度。要完善财务制度，杜绝贪污腐败现象，让财务工作按照规定的制度执行，设立标准要求，规定资金运营、投融资活动基于规章制度开展。要保证资金管理的稳定性，医院管理者必须随时清楚地了解资金去向，因为动态资金变化能够为管理者的决策提供参考。要健全完善财务制度，不仅让财务管理工作更加规范，而且可以加快实现医院财务目标的速度。

为构建一个适合医院稳定成长的财务环境，必须健全完善医院财务制度，加强财务流水管理，营造公开、公正、透明、规范的工作环境。健全完善财务制度，确保核算成果正确无误，保证利润分配合理。要加强预算管理在融资管理中作用。保证财务管理中预算结果的严谨性，对预算全环节进行监控和反馈。提高预算管理的能力，保证预算结果与融资策略相匹配。健全财务风险预警机制，提高财务管理全过程的警惕性，提前做好风险防范设施，控制融资风险。

（三）积极丰富融资渠道

有些医院采用债务融资的方法，往往是以银行借贷和内部融资为主。单一的筹资渠道，既无法满足医院的融资需要，又会对其偿债能力产生不利影响。为此，医院要在政策许可的条件下，从自身的实际出发，综合考虑融资项目资金的需求量、时间长短、费用的大小，采取多种筹资手段，多渠道筹集资金。目前，除了通过银行借贷、内部融资之外，还可以通过吸收社会资本、租赁融资、项目融资、跨国融资等形式或途径来筹集资金。

多元化的融资方式无疑不仅丰富了医院的债务结构，而且可以增加医院在面临债务风险时可偿还资金的可能性。目前市场上的融资方式有多种，如银行贷款、售后租赁、信用贷款等，并且随着互联网金融的兴起，也延伸出一系列的融资手段，如杠杆收购融资、信托融资、战略性私募融资等方式。采用多种融资方式不仅丰富医院融资方式和资本结构，而且为医院防止资金链断裂风险提供保险。多种融资方式的作用类似于鸡蛋不能装在同一篮子里的理念，可以将资金运营风险分散开来。因此，医院今后应该采取多种融资方式而不必过度依赖类金融，要注重筹集资金方式的多样性。这样，当某一个来源的资金出现短缺时，其他来源的资金都可以弥补缺口，以避免医院因出现资金链断裂风险而影响到正常经营活动。除此之外，多种融资方式还可以使医院资本结构更加稳定、可持续，抵御更多经营风险。因此，医院在发展壮大的过程中既要努力增加积累内部留存收益，同时也要关注外部的资金筹资方式，根据医院发展阶段和战略投资选择适当筹资方式，多渠道筹集资金使医院资本结构更加稳定。

（四）加强应收账款管理

应收账款融资是一种创新型内源融资手段，合理利用应收账款进行融资，不仅可以让资产结构更加合理，还可以缓解流动资金压力。采用应收账款融资手段，提高资产周转率和营运能力，才能够促进医院的融资。应收账款融资模式有应收账款保理、抵押和证券化三种。医院可以根据具体需要采取相应的融资模式。确定好应收账款的融资模式后，后续具体做法如下：第一，制定科学合理的管理准则。细化规章制度，加强医院对应收账款的管理，严格按照准则实施工作。依据客户信誉程度的差异，把控应收账款的额度和期限。第二，增加应收账款安全性核查。考虑市场变化的动态性，遵守财务管理制度，防范风险产生，避免坏账造成利润损失。第三，全程实时监控与反馈。把控催收账款全程进度，跟进收款工作，核实款项与账目对应情况。第四，设置权限责任制。为提高收款效率，委派收款专项组，任命工作人员进行催款工作。根据款项回收进度，作为考核指标。第五，加强与银行的合作。增加与银行等金融机构的沟通，保证资金持续性。降低融资风险，缓解融资压力。

三、长短期负债合理搭配

负债结构的失衡会导致医院无法抵御资金链断裂等财务风险，因此，在医院负债结构中，应当注重短期负债与长期负债在结构上相互平衡，减少短期负债在总负债中的比重，根据医院实际情况适时调整长短期负债的比例。

长短期负债结构在整个负债结构中应该平衡。如果出现长短期负债结构配比严重失调，比如短期负债多，长期借款少，这样的负债结构中导致短期负债，流动负债不仅用来购置流动资产和非流动资产，也用来进行短期项目和长期项目的投资。可想而知，这种以短期负债为主的结构不稳定、不持久，容易受到外界因素或者医院内部经营情况的影响，只要有一点不利因素出现，企业的资金链、生产链、供应链势必都要受到牵连。

负债结构应当根据医院资金使用情况，及时调整长短期负债比例，合理搭配长短期负债并保持与资金占用状况相适应。在资金使用方面，尽量保持流动负债筹资购买流动资产，流动资产用来偿还流动负债；长期负债筹集资金购置长期资产，长期负债使用长期资产来偿还；长期资产需要长期筹集资金购置。这种长短期负债和长短期资产搭配的策略不仅可以防范和控制筹资风险，而且有利于保持资金的合理使用，对于医院保持平衡的负债结构和合理的筹资和投资决策都至关重要。

四、合理规划资金筹措量

筹资环境的改善往往涉及多方的努力。从内部来讲，需要医院不断完善类金融筹资管理体系，从外部来讲国家需要完善相应的法律法规。

充分发挥类金融的优势。如何才能发挥类金融的优势呢？类金融的最大优势便是为医院提供了一种短期无息贷款，因此，医院应想方设法地尽可能最多地利用类金融资金，不影响资金偿还和生产情况下尽量延长其使用时间。为了保持类金融优势，就必须保持长期合作关系，医院就可以合理规划资金归还方式，在确保不逾期的情况下有计划偿还。如与供应商达成归还计划，分季度按照销售款项比例归还，尽可能最大程度利用资金时间价值，从而保证医院可以真正使用类金融资金，投入医院资金循环中达到促进生产的作用。

合理规划类金融筹措量。医院筹资多少资金、何时筹资、资金量的多少和时间以及方式都是与医院资金需求和经营战略相匹配的，并且可能发生在医院资金运营中的任何一个环节。因此，医院需要对现有资金量、未来需资金量、项目投资回收期有一个合理的掌握和评估，计算好时间节点，做好资金筹集计划，有目的有需求的筹资，从而避免不合理的盲目对外筹资。

五、现金流的管理与优化

医院的正常运营需要充足的现金流予以保障。现金流是医院生存的关键，尤其对于拥有较高负债率的医院而言，加强现金流的管理与优化是提高抗风险能力的关键举措。对于医院来说，优化现金流管理可以提高医院自有资金的运营效率，及时补给生产经营，保障医院正常的资金运作，提高抗风险能力。医院在短期债务偿还问题上，其债务支付时间表现的相对集中，会使医院在这一时间段的资金周转过于紧绷，而在其他时间段资金又相对充裕，资金表现波动较大、不稳定，这在一定程度上加剧医院偿债风险。对于这样的问题，医院首先应分隔偿付时间相对集中的债务，且需要对自身的现金流情况进行分析与预判，根据现金流特点对医院债务的偿付时间进行相应的调整，比如可以在现金流充裕的时间段提前偿还未到期债务，避免债务过于集中。与此同时，加强现金流的管理与优化还应关注应收账款情况，可以从现金流优化角度提高应收账款的周转速度，比如可以缩短还款时间，降低部分产品的赊销比例，加强对赊销企业的信用评判与风险评判，减少坏账损失。总而言之，通过加强现金流量的管理与优化，提高资金利用率，增强财务风险防范能力。

六、注重医院投资的效益

在医院决定对某一项目进行债务融资时，必须对其进行调查、取证，并对其收益进行分析研究。在选择投资项目时，要依据医疗机构的实际医疗水平、服务范围、医疗资源的配置状况，按照医疗服务范围、服务质量、社会经济效益等原则，确定投资的方向。必须对所投项目的效益进行精确的估算，从而使其在今后的发展中获得较好的经济效益，从而为医院创造新的利润增长点。在资金到位后，要加强对医院的资金动态管理。要有计划、有步骤地投入资金，确保专款专用，不能随便变更。要及时掌握和分析基金的使用状况，采取积极、有效的方法，增加支出，控制成本，最大限度地利用资金。同时，要加强对借入资金的财务审计监督。这样既能有效地利用资金，又能保证基金的安全性和完整性。

总之，医院的负债经营不仅具有财务杠杆效应，而且不可避免地存在着一定的财务风险。然而，合理的管理、合理的控制、及时的预警，必然会对医院的发展产生积极的影响。在此背景下，适度的借贷已成为当前医院的一种新的融资方式，一定程度上会促进医疗事业的全面、快速、健康发展。

七、构建资金风险管理体系

为控制医院各种金融风险，政府部门应该协助医院建立卫生管理体制，落实补助政策，加大对卫生行业的投入，鼓励投资主体多元化，这样可以降低医院融资成本，帮助医院拓宽融资渠道，降低财务风险。另外，政府部门应加强医院经营管理，建立银行贷款审批制度，通过协助医院科学规划负债规模及结构，降低贷款成本；对于未经批准擅自向银行贷款造成巨大损失的，要向医院相关责任人追究责任，控制金融贷款风险。另外，政府部门应加强对于医疗机构宏观负债规模的控制，引导医院树立风险意识，建立风险预警机制；要求医院开展自我评估，了解各种风险的发生原因和影响因素。政府部门需要与金融机构进行信息共享，共同致力于降低医院负债经营风险，保证医院健康发展。

融资机制可能分为融资前、融资时、融资后三个阶段。在融资前，医院应该提前于供应商进行谈判沟通，探索可以长久合作的机制；或者为供应商提供相应的场地和配套设施，这样医院不仅可以节省物流运输成本，而且可以获得源源不断的供货渠道。在融资中，要及时做到与供应商做好信用政策的沟通。如在最大期限期间可以利用供应商资金的情况下，尽量不拖延偿还货款或者分季度偿还。总之，需要专业的人员制定对医院最有利的还款计划。在得到类金融融资后，要及时将这部分资金投入需要资金的地方，尽量不要投入长期项目中避免偿债风险，这也从另一方面使医院不得不加强对投资项目的可行性决策和分析，分析项目的规划期，资金回收期以及于其现金流量等。

医院应建立一套完善的应对系统和预警系统。预警系统是可以预警资金下可能带来的财务风险的程度，应对系统是为了在具体资金流发生紧急情况时，医院能有预备资金及时偿还和应对财务风险。资金来源于商业信用融资，融资数额大小较多受到外界因素干扰。因此，为了从源头防范类金融融资风险，医院应当实时掌控类金融资金动态，谨防因为融资数额变化而影响医院正常经营规划，建立可操作性强的预警机制，目的是降低资金在融资是带来的财务风险以保证医院使高层能够准确、及时地掌握公司风险信息，做出更合理的融资决策行为。资金的动态预警机制可以从以下三步展开：第一是根据医院以往财务数据建立对资金风险可控的财务指标；第二是确定风险评判区间，设立低风险、中风险、高风险等风险等级区间；第三是根据计算指标确定风险等级。根据制定好的财务指标计算出结果，根据结果所在风险区间提醒医院采取相应风险控制措施，并在其他部门调查与类金融融资风险相关其他因素。结合调查报告确定指标数据的选取。

除上述可量化评价指标外，医院管理层也可以将非量化指标包含在风险控制范围内，如管理层成员可接受负债风险的水平高低、管理者对风险的态度、医院内部控制实施情况、医院管理人员和财务专业人员的专业素质高低等。根据医院实际情况完善风险区域建立，使财务风险更加可控。

通过制定资金运营风险管理体系，便于管理者从融资、投资到类金融资金运营整个周期对风险的把控，全面了解和掌控医院经营环境和潜在风险，便于管理层将资金带来的财务风险降低在医院可以控制的范围内。

八、合理应对医院运营风险

（一）优化营运资金结构

当资金用于营运时，资金的分配方向会影响资金效益的产生。因此，优化资金结构可以合理地缓解财务风险。比如，在项目改造时，应选取合理的计提折旧的方法、合理的计提资产减值准备等手段控制财务风险；当资金供求不平衡时，应减少药品支出，控制药品库存成本；当资金无法变现或者固定资产长期闲置、无法正常使用时，应及时进行固定资产的清理和变现。

（二）加强应收账款的管理

根据对医院应收账款的分析，医院的应收款项主要为医保欠款、患者欠款以及其他应收款。因此，首先要对财务人员及医护人员进行岗前培训，对医保报销的病种、用药及住院报销的范围等进行严格规范；其次要加强医院与医保部门的沟通协作，保证医院熟知医保报销的政策及结算方式的改变，提升政策执行力度和准确性；最后，医院对于患者欠款，在重症急症上应采取"先治后付"的方式，对于其他病患应积极采取措施缓解应收欠款，比如募集慈善基金等。

（三）完善药品库存管理

对于医院的药品、材料等，一方面应该建立严格的验收制服，加强对于药品出入库的管理，通过对药品价格、质量、数量等信息的管控缓解库存成本的压力，减少流动资金的占用比例；另一方面，应严格把控药品、材料的流转情况，对于药品、材料的周转率重点考核，确保药品、材料的库存把控，避免库存积压，降低营运风险。

第四章 医院收入的核算与管理

在日益激烈的市场竞争环境中，收入核算管理水平能够反映出医院发展现状，对医院未来发展具有重要影响。本章分为医院收入管理现状、医院收入核算与管理实务、医院收入管理的策略探讨三节，主要包括医院收入渠道、医院收入结构、医疗收入核算与管理、财政补助收入核算与管理、科教项目收入核算与管理等内容。

第一节 医院收入管理现状

一、医院收入渠道现状

我国医院从改革开放以来也处于逐步市场化改革的进程之中，同时又受到政府较为僵硬的价格管制。基于这种情况，药品附加收入在医院实践经营中逐步地成了重要创收来源。实际上，医院走上商业化运作的道路的根本原因是政府对于医院财政拨款的大幅削减。在商业经营活动中，医院想要靠自身收入生存并盈利，主要通过药品销售和检查服务两种渠道。据相关统计，在新医改前，财政拨款平均约占总收入的5%。基于医院这种畸形的收入的构成，社会各界便高度关注着医院的药价虚高、"以药养医"等热点问题。

2010年2月21日，中央在医药分离相关文件中指出，要求各部门协调努力打破"以药补医"的格局，推进医药分开，改变以药补医的现状，建立医院经济运行新机制。也就是说，要求逐步取消药品加成收入的主体地位，改为服务收费收入和政府补助收入两个主要收入渠道。

二、医院收入结构现状

（一）医院财政补偿机制不完善

随着新医改政策在全国范围内的推行，药品加成制度被逐步取消，医院将会直接面临着收入降低、正常运行难以维持的问题。政府财政对医院的补偿力度与其自身的运营成效息息相关，其补偿力度越大，医院自身经营压力就越轻。经过国家医疗制度的改革，政府财政部门对医院投入的补偿额度和投入方式均发生转变，由全额补偿变为差额补偿，由定额补偿变为定项补偿。如果从绝对数额来看，政府财政部门对医院的补偿投入其实逐年增加，但实质上，结合医院日益增长的支出来看就会发现，这些投入根本难以弥合医院的收入缺口。

医院基于这种财政投入的情况，为了维持其正常经营活动，便不得不"以药补医"，将可能会与"以药补医"相对立的包括提高医疗服务质量、控制医疗费用在内的公益性目标置于次要地位。因此，财政部门欠佳的投入力度和投入稳定度从一定程度上讲是造成医院补偿机制不健全的首要因素，导致医院不得不转向其他方面寻得利益。

（二）出现不合理的非技术性服务补偿倾向

通过数据分析发现，医药分离后，为了填补取消药品加成所带来的突发性医疗收入缺口，医院有着通过增加患者的非技术性服务收费的趋势，同样会一定程度上增加国家医疗保险和患者的医疗费用负担，本质上依旧没有解决医保、患者医疗费用上升的矛盾。近年来各种新型医疗设备的引入，部分医院存在开"大检查处方"驱使患者做更多的非技术性服务的检查以此增加医院的检查收入的现象，因此需要加强监管各医院的检查收入以避免在医药分离政策下药品收入向检查收入转移，与解决患者医疗费用的目的背道而驰。简而言之，在取消"以药补医"后，要对"以过度检查、卫生材料加成补医"的问题严防死守，防止与为人民减少费用负担的政策目标出现偏离。由此可以分析出下一步，医院改革可以推行"医检分开""医材分开"，将医院的检查收入、医疗耗材收入与医院整体收入分离，进行医疗技术科室绩效考核与分配政策，以减轻患者费用负担为初心，严格监管医院的检查收入和医疗耗材收入。

（三）医疗收入结构没有跟随医改调整

现在的医保支付方式，对医院当期收入来说，还是有一定影响的。一般医院财务在收入中增加了结算差额科目，每月末对医疗的收入会进行差额调整。但是医保基金扣除不予支付的医疗款项，本月向医院支付上月甚至是上几个月的医保代垫金额，这样使医院实收与应收存在很大差异，严重影响医院各项管理工作的顺利开展，同时不符合权责发生制，对会计核算的真实性也有影响，使医院管理人员不能很清楚地知道每月的医疗财务数据，最终也影响了医院的正常运行。目前的现实问题就是广大百姓看病难度大、费用高，虽然新的医保改革把药品耗材的加成改为零加成，而药品加成率和医用耗材加成率是医院经营中最重要的两项指标，各大医院就不能从这里面获得任何的利润，并且很多医院还没有把营收的结构调整过来，这样就使很多医院出现亏损并对新的政策产生抗拒。

国务院出台的城市医院指导意见中也强调按照总量控制、结构调整的办法，必须确保医院良性发展和正常运营。但是各大医院的预付的结算方法直接降低了药品耗材的应收占比，并且目前也没有新的利润增长点，从而影响了医院正常的收入利润。

（四）价格调整缺乏标准化依据

原本应由上调医疗服务价格补偿取消药品加成而导致减少的收入，然而实际上，上调的补偿金额却与补偿的目的金额相差甚远，医院服务量越多，医院的亏损金额越多。由此因为医务人员人力成本得不到相应回馈，易导致医生工作积极性不断下降。近几年来，我国部分城市先后响应国家政策施行了医疗服务价格改革，并整体遵循"保持医疗费用尽量不增长的原则，调整医疗费用结构，部分升高部分降低，逐步施行到位"的方法原则，各地结合自身的综合情况，进行对应的调整。

目前来看，有三大矛盾阻碍着各个省份进行医疗服务价格调整：首先，缺乏对成本因素的考虑，只通过提高医护人员劳动价值的医疗服务项目的价格来填补取消药品加成对医院造成的财政收入缺口；其次，医疗服务项目没有合适的定价规范和定价标准，如大多医院仅仅是借鉴他省的价格调整方案，没有具体问题具体分析,建立统一标准的价格调整数学模型来制定一个严密科学的价格制定机制;最后，医院收入结构并没有得到改进。

（五）医疗服务成本核算系统有待完善

医疗服务价格改革中的关键工具是医疗服务全成本核算。参考国外相关经验，如美国医院是根据疾病诊断相关分类模型来估算医疗项目价格的，同时采取按病种预付制和采取设定医药费报销比率对医疗服务价格进行调整和制定，这样能有效地带来支付制度与医疗价格的联动，形成规范体系。澳大利亚同样由政府敲定医疗服务收费标准，政府定价能够从宏观上更清晰地把握医疗行业相关情况，其优点是通过病例组合系统整合医疗成本进行测量与估算，进行价格调整后再支付，最大程度上提高了医疗从医疗费用定价到支付环节的效率。回归到我国国情，中国医疗服务项目成本核算系统还有待发展，因为民间的全成本核算软件有好有坏，不具有普遍适用性，因此该技术并没有在我国所有医院施行。就目前情形来分析，医疗费用成本和医生劳务价值成本息息相关，各省政府计算医疗服务成本的方法各式各样，数据标准未能统一，其上报到医疗部门的成本数据很难作为价格调整幅度的依据，不足以建立动态调整机制。

第二节　医院收入核算与管理实务

一、医疗收入核算与管理

医疗收入指的是医院通过开展医疗服务活动所依法取得的收入，在医院收入中占据主要地位，其中包括门诊收入与住院收入。门诊收入指的是医院向门诊病人提供医疗服务获取的收入，包括挂号收入、诊断收入、化验收入、治疗收入、手术收入、药品及卫生材料收入等项目。住院收入指的是医院向住院病人提供医疗服务获取的收入，包括床位收入、检查收入、治疗收入、手术收入、护理收入、药品及卫生材料收入等项目。

（一）医疗收入的核算

在实现医疗收入时，按照依据规定的医疗服务项目收费标准计算确定的金额（不包括医院给予病人或其他付费方的折扣），借记"库存现金""银行存款""应收在院病人医疗款""应收医疗款"等科目，贷记"医疗收入"科目。

医院在收到医疗保险机构结算支付的应收医疗款时，按照实际收到的金额，借记"银行存款"科目，按照医院因违规治疗等管理不善原因被医疗保险机构拒付的金额，借记"坏账准备"科目，按照应收医疗保险机构的金额，贷记"应收医疗款"科目，按照借贷方之间的差额，借记或贷记"医疗收入"科目（门诊收入、住院收入—结算差额）。

（二）医疗收入的管理

1. 完善医院住院医疗收入管理制度

医院需要设立专门的会计科目对住院医疗收入资金进行结算，在医院住院收费窗口进行收入管理时，需要完善住院医疗收入管理制度。首先，加强信息化系统建设，使医院在进行收入管理时，将医院住院收费窗口作为医院业务的重要部分进行重点观察，形成医院收入的凭证。其次，完善医院住院收入管理制度。从收费环节开始建立相关管理制度明细，确保收入都能够及时记录，在进行财务核算管理时形成清晰的报表，并保证财务核算的原始凭证能够完整且准确地计入明细中，集中反映到会计报表上。最后，在新《医院会计制度》保证下，将使住院医疗收入管理制度精细化，使整个核算过程更加详细，保证医院住院医疗收入，以满足医院医疗卫生服务标准化发展。另外，为了让新《医院会计制度》得到更好的实施，还需要在完善医院住院医疗收入制度的基础上，完善自身补偿机制进程，为医院收入核算和管理提供更优方法。

2. 改进在院病人医疗款核算确认流程

由于住院医疗收入核算起来受很多因素影响，其中最明显的就是在院病人医疗款核算确认流程过于烦冗，为此，改进应收在院病人医疗款核算确认流程，将传统的核算确认流程简单化、高效化改进，既可以改变传统核算确认流程在实际操作中效果有限的弊端，又可以减少因为操作过于烦琐造成的财务工作效率不高、核算质量得不到保障等现象。在病人医疗款核算确认流程的改进时，参照出院医疗款核算方法，并由住院医疗收入核算人员做好医疗款监管，通过采用这种简化的监管方式，使会计核算人员更好地开展工作。同时，在对出院病人进行医疗款核算管理时，根据病人出院结算医疗款，按照病人所在科室、不同付费类型进行费用核算，结合病人的缴费收据，做好会计核算各项工作。另外，医院住院财务部门在进行住院医疗收入进行核算时，通过对此项报表进行核对，在确定审核无误后，交由专人管理。利用改进在院病人医疗款核算确认流程的方法，既可以简化财务流程，又可以方便住院医疗收入财务对账管理，及时将医疗收入与财务收款相对接，使财务统计数据更加准确。

3. 加大对预收医疗款的核算力度

在住院医疗收入核算时，需要加大对在院病人预收医疗款的核算力度，无论是病人的床位费、诊察费、检查费、化验费、治疗费、手术费、护理费、卫生材料费、药品费、药事服务费等都要做好预收医疗款的核算，通过此举，减少影响医疗财务秩序的敏感环节。在病人入院后，尽管病人已经先交付预交住院金，也需要财务核算根据实际情况进行"银行存款"或贷记"预收医疗款"的选择，依照病人的实际情况进行预收款的核算。当住院病人康复出院办理出院手续时，就可以按照实际预交医疗款的住院金额进行住院费用核算，采用"预收医疗款"的费用核算方式，让出院时的余额反映医院的住院收入。医院可以采用网络信息系统进行住院病人信息的统计，在每个月月初，由住院处人员提供住院费用明细表，并将最终住院花费费用列入统计中。

4. 严格执行国家医保政策

为了强化住院医疗收入会计核算质量，需要重视国家医保政策，关注国家对医院的投资和维护医院正常运转的业务补贴。加强医疗款的账龄分析，按照医院住院收入会计核算的实际情况，针对医改的各项政策措施，及时更新医院会计核算方式和理念，扩大医疗保险的核算范围，尽可能地减少医院要垫付的医疗保险的资金，启用账龄分析方去，对医院的医保垫付部分的资金进行核算分析。另外，在住院医疗收入核算时，还需要重视科研经费的信息化管理，更好地对科研经费进行核算和管理，利用信息化技术，完善科研经费核算会计科目，对住院病人的每一笔收入和支出情况都进行详细的记载，按照医疗科研规定支出住院收入实现对科研的妥善管控，从而了解住院收入款项的进度和使用情况，真正地做到心中有数。

二、财政补助收入核算与管理

在理论方面，财政补助亦称财政补贴，是国家财政部门根据国家政策的需要，在一定时期内，对某些特定的产业、部门、地区、企事业单位、居民个人或事项给予的补助或津贴。在实践方面，《企业会计准则第 16 号——政府补助》认为，政府补助是指企业从政府无偿取得货币性资产或非货币性资产。政府补助具有以下两个特征：一是补助来源于政府；二是补助必须具有无偿性，即企业取得来源于政府的经济资源，不需要向政府交付商品或服务等对价。如企业收到的代扣个人所得税手续费返还不满足无偿性特征，那么就不属于政府补助。政府补助的形式是多样化的，主要有财政拨款、财政贴息、税收返还和无偿划拨非货币性资产等。发放补助的主体也是多样化的，主要有各级人民政府、财政局、税务局、知识产权局、科技局、发展改革委员会等部门。

由于我国实行国库集中收付制度，各发放补助主体的预算资金均来自财政部门在中国人民银行开设的国库单一账户，因此，各发放补助主体给企业拨付的资金均属于财政性资金。从资金来源角度来看，综合理论与实践两方面可以看出，财政补助是国家政府部门对某些特定的产业、部门、地区、企事业单位、居民个人或事项发放的无偿性补助。

医院财政补助收入指的是医院遵照部门预算的隶属关系，向同级财政部门获取的补助收入，主要包括基本支出补助收入及具体项目支出补助收入。

政府财政补助有存在必要性。首先，政府作为公立医院举办者，将其定位于非营利机构，可通过财政补助实现对医院的经济约束；其次，我国医疗服务本身特性也决定了政府应当承担对医院的补助责任。同时，财政补助可以起到"经济利益导向棒"和"四两拨千斤"的作用，激励医院向患者提供"安全、有效、方便、价廉"的医疗卫生服务，体现医院公益性。这主要体现在以下三方面：我国卫生事业是政府实行的具有一定福利性的社会公益事业，医院是提供医疗服务和相关公共卫生防疫功能的主体，因此政府需要对医院进行补助，补偿其政策性亏损；医院的公益性主要体现在医疗服务的可及性、公平性，需要政府进行补助来帮助医院降低医疗服务价格，让患者可以及时获得所需的医疗服务；医疗服务行业具有显著的正外部性特征，社会效益大于经济效益，政府需要通过财政补助鼓励医院在正外部性较强的社会职能方面付出更多努力。

（一）财政补助收入的核算

在财政直接支付方式下，按照财政直接支付金额，借记"医疗业务成本""财政项目补助支出"等科目，贷记本科目；对于为购建固定资产、无形资产或购买药品等库存物资而由财政直接支付的支出，还应借记"在建工程""固定资产""无形资产""库存物资"等科目，贷记"待冲基金—待冲财政基金"科目。年度终了，医院根据本年度财政直接支付预算指标数与当年财政直接支付实际支出数的差额，借记"财政应返还额度—财政直接支付"科目，贷记本科目。

在财政授权支付方式下，按照财政授权支付到账额度金额，借记"零余额账户用款额度"科目，贷记本科目。年度终了，医院本年度财政授权支付预算指标数大于零余额账户用款额度下达数的，借记"财政应返还额度财—政授权支付"科目，贷记本科目。

在其他方式下，实际收到财政补助收入时，按照实际收到的金额，借记"银行存款"等科目，贷记本科目。

期末，将本科目的贷方余额分别转人本期结余和财政补助结转（余）。按本科目（基本支出）的贷方余额，借记本科目（基本支出），贷记"本期结余"科目；按本科目（项目支出）的贷方余额，借记本科目（项目支出）。贷记"财政补助结转（余）—财政补助结转（项目支出结转）"科目。期末结转后，本科目应无余额。

（二）财政补助收入的管理

1. 财政补助收入的渠道

新一轮医改自 2005 年开始酝酿，到 2009 年《中共中央、国务院关于深化医药卫生体制改革的若干意见》（以下简称《意见》）的发布标志着新一轮医改正式开始，此后，学者对政府财政"补供方"还是"补需方"的问题争论不休，其实质是政府卫生支出结构与效率的争论。2007 年，由国家 11 个有关部委组成的医疗体制改革协调小组先后委托了 8 家国内外研究机构对我国医改进行独立、平行研究，为政府决策提供参考依据。总结后主要有两类观点：一种是政府直接补助供方，公众享受免费或廉价服务；一种是政府补需方，间接补偿供方。补供方意味着政府财政直接对医疗服务的提供者在提供医疗服务过程中的耗费进行补偿，也称为政府对医院的直接补偿；补需方是指政府财政对医疗服务的需求者进行补偿，包括患者和社会医疗保险，降低患者经济负担，提高医疗服务可及性。医院通过向患者提供医疗服务获得收入，从补偿需方资金最终的使用方向和对供方具有的补偿作用来看，补需方实际上也可被认为是政府对医院的间接补偿。8个方案中有 6 个方案不同程度支持补需方，通过医疗保险引入竞争机制；而北京大学医改方案内部分歧较大，北京大学中国经济研究中心李玲主张"政府主导"的观点，支持补供方，认为政府应该投资医院，维护其公益性；光华管理学院刘国恩认为政府应补需方，减小对医疗服务领域的直接干预，通过医疗保险成为强有力的谈判者。《意见》的发布，标志着补需方成为我国医改的主基调，但对应该补供方还是补需方的争论尚未终止。

在新中国成立之初，医疗体系建设比较薄弱，医疗资源匮乏，医疗服务供给短缺。医院以国有或集体所有制形式建立，政府对医院的盈亏负有主体责任，补助渠道以补供方为主，医院能以免费或低廉价格向民众提供基本医疗服务；在我国从计划经济向市场经济过渡过程中，随着人均收入和居民生活水平提高，对医疗服务需求快速增加，受限于政府财政能力和补贴方式，政府不能负担对医院的补偿责任。在新一轮医改中，政府财政对医院的补助从直接补偿方式转向间接补偿方式。

支持补供方的学者认为政府财政补助不足是造成看病难、看病贵现象的主要原因。医院通过增加业务收入弥补财政补助不足，这种补偿机制造成患者负担加重，医院形成了超越专业伦理的逐利的激励机制。政府对医院的投入可以使其提供廉价医疗服务，让更多人受益，维护医院公益性；另外，补供方在中国这样高度集中管理的国家拥有便于组织的制度优势。支持补需方的学者认为造成医疗费用过快上涨的原因是医疗服务领域严重的信息不充分和不对称。这些不充分、不对称存在于医院与政府之间以及医院与患者之间。医院和医生可能利用信息上的优势诱导患者过度医疗，导致医疗费用过快上涨。政府处于信息劣势，很难监督和纠正医院的这种行为。另外，补需方的优势包括引导患者使用民办医疗或就近看病，缓解看病难、看病贵现象；引起医疗服务供给方的竞争；扭转医院人满为患局面。因此，主张通过补需方在医疗服务市场上形成强大的、专业的第三方购买者，缩减供需双方的信息差距。顾昕认为补供方和补需方并不矛盾，可以同时存在，支持补需方的学者真正反对是政府采取拨款养人办机构的方式，即"养供方"。养供方是一条行政化思路，而补供方实际上是政府购买，是市场体制下最常见的做法，应将二者区分开来。政府购买公共服务才是真正意义上补供方，从养供方到补供方是我国医院改革的方向。复旦大学胡善联也认为现阶段"补需方"仅是补偿机制的一部分，补供方也必不可少。

2. 财政补贴资金的管理

第一要梳理、检查制度和流程，健全制度，优化流程，强化制度和流程的执行。医院应该检查已有的制度，查漏补缺，力求使财政补助收入管理制度覆盖从项目资金的可行性研究、立项、申请、招投标工作、实施、资金收付、验收、后评估的全过程，实现风险可控、结果可预期的目标。制度建设应能做到与时俱进，对已不完善、不符合现时国家有关政策的要及时充实和完善。

第二要优化财政补助的结构。①提高与资产相关的财政补助比重。与资产相关的财政补助有利于企业长期资产，根据资源基础理论，固定资产或无形资产等长期资产是支撑医院产生创新成果的重要基础。而且，与资产相关的财政补助激励效应大于与收益相关的财政补助激励效应。因此，对医院来说，提高与资产相关的财政补助是提高其创新效率的重要举措。各级发放财政性质资金的部门，如财政部门、科技部门等，在发布申请公告时应适当增加与资产相关的财政补助项目，引导医院申请与资产相关的财政补助并且有助于医院形成开展创新活动相关的长期资产，而并非一味激励医院申请与收益相关的财政补助。②提高科技创新类的财政补助比重。当前医院创新效率处于规模报酬递增阶段，加大创新投入可获得更高的创新产出，科技创新类财政补助医院创新效率的激励效应更大。但就我国财政补助现状来说，科技创新类补助远远低于非科技创新类补助，科技创新类补助的不足可能使医院实现高质量发展受到一定局限。各级发放财政性质资金的部门，如财政部门、科技部门等，在发放财政补助时应适当增加科技创新类财政补助，如自主创新专项资金支持、研发设备专项资金补助、科技发展专项资金、技术改造资金、科技创新券等研发补助，科技创新奖励、科技成果转化补助经费、专利奖、专利奖配套资金等科技创新成果补助，高层次人才专项补助、引进国外智力计划等科技创新人才补助以及各项科研专项补助。③提高基础研究类的财政补助。基础研究是科研的总开关，在基础研究应用、技术创新到成果转化、产业化等环节中，基础研究具有前期的源头动力的作用，决定着一个国家、区域和行业科技创新水平的基础和动力。医院当前用于基础研究和应用研究的经费支出远远不足。各级政府在编制财政预算时，要确保基础研究开发费用优先增长，增加对基础研究的财政科技投入，确定基础研究和应用研究项目，正确引导医院参与基础研究项目并引导医院加大基础研究和应用研究的研发投入。

第三要注重人员素质提高，打造专业队伍。人是一切制度执行的主体，医院内部各级承办财政收入补助事项的人员素质高低直接决定了项目的成败。财政补助收入往往涉及可行性论证、审价、审计等多个领域，政策要求强，承办人员若不熟悉业务和办事流程，没有严谨认真细致的工作作风，很多项目会难以为继。因此，必须注重相关承办人员素质的提升，关注其工作作风的培养和业务能力的提高。

第四要建立健全严格、可行的财政补贴资金评价与考核体系。这既是外部的刚性制度要求，也是医院内部的现实管理需要。建立健全严格、可行的评价与考核体系是医院内部控制系统不可或缺的一环。具体做法可为以下几步：①建立医院内部的财政资金评价与考核制度。②尝试建立可行的、科学的评价指标。③认真有序地推行评价与考核。医院应自上而下有序推行财政资金项目评价与考核制度，规范项目建设，保障财政资金的使用效果，达到项目建设的预期效果，并且应根据实际工作需要，不断调整评价与考核工作制度和指标等。

3. 财政补助依据及标准

目前，政府对医院的直接补助一般分为两部分：一部分是经常性补助，包括对离退休人员经费、政策性亏损的补助；另一部分是专项补助，包括对基础设施建设、大型设备的购置、重点学科发展、承担公共卫生任务等补助。有学者指出应对医院分类补助，如郑敏芳建议政府应集中财力对政府举办的县级及以上提供基本医疗服务的医院给予补助，对公益性较强的，承担中医、精神病和传染病等公共卫生任务的医疗机构实行全额预算管理；曾玉航等则建议应根据医院职能定位进行补偿。我国对医院的纵向分级清晰，定位明确，基层医疗卫生机构相当于一级医院（乡镇卫生院、卫生室，社区医疗中心），主要负责首诊，向民众提供基本医疗服务；省市三级医院在救治疑难重症患者的同时，承担着教学、科研等任务。针对不同层级、不同类型的医疗机构和项目进行补偿，并建立适当补偿机制，可以引导和激励医院按照其职能定位发展，充分发挥政府财政补助效率。可以按不同类别医院的功能定位，动态设置医疗补贴系数（每人次基础补贴额），且倾向中医、儿科、产科及老年等医疗服务。金春林与曹岳兴认为政府对医院的补助不应局限于补贴基础设施、大型医疗设备购置上，而应转到补贴服务上来，以提供合格的医疗服务为补贴对象，特别是最能体现医务人员劳动价值的挂号、诊疗、护理和手术等医疗服务内容。当政府以人员数或床位数为标准对医院进行补偿时可能出现"养人不养事"问题，导致医院出现效率低下和规模非理性扩张等现象，既浪费了政府财政投入又导致医疗服务价格提高，降低了医疗服务的可及性。

除以上内容外，学者提出的财政补助标准的制定还应考虑医院运行规模、效率、区域内民众需求、地区发展水平、医院等级等因素。对于目前财政补偿标准，郑大喜等认为其不合理的原因是医院成本核算的不健全、盈亏信息不透明，导致政府难以对医院的实际损失进行考核。苏榕生等与以上学者的观点一致，提出根据医院提供的服务不同给予不同的补助，同时，为了保障卫生的公平性和医院的效率，需改变按人头或床位进行补偿的方式，建立与服务数量、质量、顾客满意度等指标挂钩的补偿机制，具体做法包括对基本医疗服务根据实际工作量进行补偿；对公共卫生服务按在编入经费进行补偿，对控费所产生的节约给予奖励性补偿，对医院账面上由于患者欠费导致的应收账款进行补偿。臧学英等认为当前财政对卫生机构的经常性补助以机构为对象是不合理的，通过政府购买服务是医疗卫生发展趋势，即按工作量和工作绩效进行补偿，以体现效率原则，建立"养事不养人"的投入机制，具体做法包括改变补助对象，从补机构向补任务转变，从补人员经费向补业务工作经费转变，从综合项目补助向单一项目补助转变，同时需要对医疗服务项目加强成本核算，合理测算补助基数。谢金亮等提出优化医院财政补偿方式：一是要细化补偿项目分类，在现有的"基本补助＋项目补助"基础上，细分补助类别，落实人员经费、基本建设、设备购置、学科建设、人才培养、政策性亏损补助和公共卫生服务补助分类，制定各项补助的测算方法；二是要建立财政补偿与绩效评价结果挂钩机制，以实际产出的效果、效用而不是医院等级规模作为补偿依据。

三、科教项目收入核算与管理

科教项目收入指的是除财政补助以外，医院获取的专门用于科研及教育项目的收入。根据新《医院会计制度》的规定，科教项目收入核算医院取得的除财政补助收入外专门用于科研、教学项目的补助收入，科教项目支出核算医院使用除财政补助收入以外的科研、教学项目收入开展科研、教学项目活动所发生的各项支出。医院还应设置相应的辅助账，登记开展各科研、教学项目所使用自筹配套资金的情况。医院开展科研、教学项目使用自筹配套资金发生的支出，主要由医院的医疗收入予以补偿，直接与医疗收入相关联，因此归属于医疗业务成本。

（一）科教项目收入的核算

1. 科教项目收入的核算范围

科教项目收入核算医院取得的除财政补助收入外专门用于科研、教学项目的补助收入。该科目应设置"科研项目收入""教学项目收入"两个明细科目，并按具体项目进行明细核算。

2. 科教项目收入账户设置

医院应设置"科教项目收入"科目，核算医院取得的除财政补助收入外专门用于科研、教学项目的补助收入，并在该科目下设置"科研项目收入""教学项目收入"两个一级明细科目，并按具体项目设置明细账，进行明细核算。

该科目属于收入类科目，借方登记科教项目收入的缴回、冲销或转出数，贷方登记医院取得的财政补助收入以外的科研、教学项目资金，余额反映收入的累计数。月末将累计数转至"科教项目结余（余）"科目后，该科目无余额。

科教项目收入应当在实际收到时，按照实际收到的金额予以确认。

3. 科教项目收入的主要账务处理

从财政部门以外的部门或单位收到科研、教学项目资金时，按收到的金额，借记"银行存款"等科目，贷记"科教项目收入"科目。

期末，将"科教项目收入"科目贷方余额转入科教项目结转（余），借记"科教项目收入"科目，贷记"科教项目结转（余）"科目。

（二）科教项目收入的管理

科教项目资金来源于科研、教育管理部门、上级主管部门及其他单位。这里的"项目"，指医院从财政部门以外的部门或单位取得的，具有指定用途，项目完成后需要报送有关项目资金支出决算和使用效果书面报告的资金所对应的项目。

科教项目收入的票据使用管理，应根据《财政部关于行政事业单位资金往来结算票据使用管理有关问题的补充通知》（财综〔2010〕111号）文件中的规定执行。

①行政事业单位取得上级主管部门拨付的资金，形成本单位收入，不再向下级单位拨转的，可凭银行结算凭证入账；转拨下级单位的，属于暂收代收性质，可使用行政事业单位资金往来结算票据。

②单位行政事业单位取得具有横向资金分配权部门（包括投资主管部门、科技主管部门、国家自然科学基金管理委员会等）等拨付的基本建设投资、科研课题经费，形成本单位收入的，可凭银行结算凭证入账；转拨下级单位或其他相关指定合作单位的，属于暂收代收性质，可使用行政事业单位资金往来结算票据。

③没有财务隶属关系的行政单位之间发生的往来资金，应凭银行结算凭证入账。

④没有财务隶属关系事业单位等之间发生的往来资金，如科研院所之间、高校之间、科研院所与高校之间发生的科研课题经费等，涉及应税的资金，应使用税务发票；不涉及应税的资金，应凭银行结算凭证入账。

第三节　医院收入管理的策略探讨

一、加大财政的支持力度

药品零差率改革实施后，医院收入减少，成本增加，收入构成失调，自身发展受限，这就需要政府财政支持，来弥补收入亏损。医院在零差率后收到政府一次性补助资金针对性不强，对医院的补偿不明显。另外，医院为应对零差率改革而刺激收入增长不是长久之计，政府需采用"购买服务"为基本的补偿方式，改变以往按照在编职工人数进行的定额补偿，根据医疗机构承担公共服务量、履行职责范围等进行定向补助，并且转变补偿方式从整体拨款为单一服务项目或单病种补偿，完善诊治服务项目成本核算系统，科学测定医院资助基数。

二、吸引社会投资的收入

依据政府管制理论和公共利益规制理论，无论是市场还是政府都有失灵的可能，因此，我国可将医院予以一定程度的开放。通过改善产权结构、市场化运作、建立合理有效的激励约束机制等方式，让社会力量通过医院管理公司等多种经营形式，逐步形成公益性和经营性医疗机构错位竞争、共同发展的基本格局。因为医疗卫生市场盈利周期长，利润稳定，对社会闲散资金具有较强吸引力，所以医院与社会资本有巨大的合作共赢空间。医院可以积极吸纳社会闲散资金，对旧有的管理和运行机制进行改革和完善，积极参与市场竞争，刺激医院发挥更大的活力，促进医院步入良性发展的轨道。政府在对多元化办医的进行鼓励和支持的同时，进行相关政策倾斜，可以召开相关双选会为多主体提供选择平台。同时也要对医院的民间资本注入和具体合并行为进行有效的监管，制定完善的制度尽力克服医疗市场化带来的弊端，确保医院作为人民的医院的本质不变。

三、合理接受社会的捐赠

（一）提升医疗服务能力

不论是国外医疗机构还是国内各家医院公布的捐赠数据，通常综合实力越强、医疗技术能力越高的医院获得的捐赠资源越多。作为医院，不仅要加强技术能力和服务水平的提高，还要广泛开展宣传，营造一种敬畏生命、救死扶伤、敢于担当、热心公益的正面形象，赢得更多的社会关注。

（二）规范捐赠审批制度

为避免法律和廉政的风险，建议各医院通过红十字会、慈善总会或者申请成立医疗基金会的途径接受社会捐赠。同时进一步建立健全接受社会捐赠的工作制度，明确主管部门，落实预评估制度，严格审批落实，及时公开捐赠资金和物品使用情况。严格执行"九不准"等规定，避免与有业务联系的医药企业产生捐赠行为，严禁不合法、不合规的行为产生。

（三）发展慈善救助项目

目前医院医疗救助活动形式单一，惠及人群有限。开展慈善救助项目是医院发挥公益作用的重要途径，能够满足某一类或几类患有共同疾病的患者，服务的对象广，社会影响力大。而且，定向接受社会大众的慈善救助捐赠，可以满足捐赠者的捐赠意向，树立医院良好的社会服务形象，引导社会建立相互帮助的风尚，可谓一举多得。

（四）建立捐赠激励机制

除了可以依法享受企业所得税、个人所得税等优惠之外，根据《中华人民共和国慈善法》，捐赠人可以对捐赠的项目进行冠名纪念，比如，全国知名的"逸夫楼"。医院还可以建立捐赠表彰制度，对捐赠工作中有突出贡献的个人或组织，颁布"荣誉员工""爱心企业"等荣誉称号，以此鼓励社会公众和企业参与捐赠的积极性。

四、加强医院退欠费管理

（一）完善退费制度，规范退费流程

为了减少退费管理风险给医院带来的收入损失，医院应积极完善退费制度，规范退费流程。其关键控制点如下：①患者手中的退费通知单、缴费单据若有丢失，将不进行财务退费业务处理。②退费手续的审核与执行属于不相容职能，应由不同人员分别完成。③在进行系统退费时，医院应对收费人员的退费操作设置权限，确保其只有在执行科室或系统管理员确认后才能办理退费。④退费申请单应包括的内容有就诊号、退费科室、项目名称/药品规格及数量、就诊医生签字、医技科室签字、门诊办公室/住院部签字、患者签字、退费金额（包括自费金额与医保金额）、退费发票号码、收费员签字、退费原因等。⑤患者出院进行退费流程的，在得到科室医生签字并写明退费原因的退费申请单或药房的退药单，并上交缴费单据与退费通知单等原始单据后，收费处人员应在发票上加盖作废章并由患者签字确认后才可办理退费手续。

（二）强化退费流程的监控职能

医院财务部门应设立专职的收入稽核岗位或独立于门诊、住院收费处的退费管理部门，对收费人员的退费日报表、发票存根等资料，作废发票是否符合规章

制度、退费单上签字是否为本人所写、退费理由是否合理合规等情况进行定期稽核，并对医院各科室的正常退费频率、平均每天退费水平等情况进行统计与分析。由此，退费流程中出现的违法违规现象与流程缺陷能够被及时识别、分析并得到改善，从而实现退费流程的有效监控与管理。

医院的内部审计部门应提高对退费管理的重视程度，对于重复退费、虚假退费等不合理合规的退费行为，应及时追查原因并收集证据，在将调查结果上报至管理层后，对相关责任人进行相应的处罚。此外，内审部门应定期或不定期地进行退费审计，对退费程序可能面临的风险进行持续性评估，并针对其风险管理的薄弱环节，提出审计建议，最终确保医院医疗收入的安全性与合法合规性，提升收入业务管理质量。

（三）建立健全预交金收取与预警机制

对于预交金的下限标准确定、足额收取以及及时预警，能够有效降低欠费风险发生的可能性。预交金收取与预警机制的关键控制点如下：①审核患者身份，将其身份证号、家庭住址、联系电话以及病因等信息记录到入院通知单及病历中。②接诊医生根据患者的经济状况、病种病情，结合以往经验、同行业医疗费用标准以及医保患者平均自付比例等设置预交金金额下限。对于非急诊患者，收费处 / 护士站应在患者足额缴纳预交金后办理入院手续。对于急诊患者，经主管领导审批后，对治疗产生的欠费进行担保。③患者治疗期间，住院部、诊疗医生、医技、药房等部门和人员应及时计费并将费用入账，做到日结日报。主管护士应运用医院工作站的"预交金预警系统"，每天对预交金剩余金额进行及时查询与监控，当欠费超过预交金额度时，应及时上报至科室负责人或主管医生处，通知催缴小组督促患者缴费。④对于收到催缴通知三天后仍未缴清欠费的患者，应通过限制使用部分药品材料、仅采取基本医疗等方式，警示患者及时缴费。

（四）完善欠费追缴机制

医院应建立专门的欠费追缴小组，在实现由医院领导垂直管理的前提下，联合医务科、物价科、保卫科等部门，依据欠款金额与欠款原因，运用电话追缴、发《医疗欠费患者催款通知书》、上门追缴等方式对未能及时收回的欠款进行追缴。针对患者恶意欠费、医疗纠纷欠费等情况，若欠费患者在经追缴小组多次提醒后仍拒绝缴费，且欠款金额较大，医院应联系本院的法律顾问及律师团体，通过法律诉讼的手段进行欠费催缴。针对非本地患者的欠费追缴，医院可通过联系患者所在地的社区、街道以及相关政府部门进行跨区域欠费追缴。

此外，医院可通过建立结算人员轮岗催缴制度，实现欠费追缴机制的动态化。由各结算人员每周轮流担任专职催款员，对欠费患者进行电话催费，并在欠费患者的费用清单上及时记录通话时间、人员及追缴结果。催款员还应定期统计欠费追缴情况，并及时上报至医务科及财务部门，用于财务核算与欠费责任追究。

（五）完善欠费核算、分析与报告制度

医院各科室、各病房应建立健全欠费报告记录制度，由主管医师或护士将欠费情况及时报告给医务科与财务科。医疗费用审核小组在对出院患者欠费情况进行审核后，由信息科在医院的相关网页上对出院欠费患者的详细信息进行及时公示。对于多次恶意欠费且金额较大的患者，信息科应将其列入黑名单，在黑名单患者前来就医时，仅予以基本治疗甚至拒绝治疗，并严格监控其缴费情况。针对各科室、病房上报的欠费报告，结算部门应每周编制并向财务部门上报欠费报表。财务部门应及时将收回的欠费入账，对应收款项和坏账进行核销，并核算年内患者欠费总额与欠费率，开展年度欠费情况的数据分析，最终降低欠费管理风险，提升医院医疗收入的安全性。

五、优化医院的收入结构

（一）升级医疗服务的支付方式

人均门诊费用和住院费用上涨幅度较大，为减轻患者的负担，医院应做好支付制度改革，将多临床治疗路径与支付制度结合起来，参考国内外经验，可使用项目收费制、人头付费制、病种付费制等多种制度，以保证多支付制度改革的推进。目前我国的偿付方式以定额、均值付费为主，按病种付费、项目支付为辅。

根据国内外支付制度改革的实践经验，由于各支付手段都具有局限性，因此应充分考虑其缺点。举个例子，如按项目付费，不良医生可能会给患者推荐盈利性较高的却无明显必要的新技术进行诊治，导致过度医疗行为；按人头付费方式情况则反之，医护人员可能会因成本等问题减少必要的医疗服务，拒绝重患病人进行"撇脂"。因此，应根据医疗服务多个因素，因地制宜选择各自适合的支付方式，如对于治疗时间和治疗费用相对固定的病种采取按人头付费等。

（二）合理调整医疗服务价格

一直以来，我国的医疗服务价格标准都低于同期的医疗成本。合理调整医疗服务价格应建立在对医疗服务成本进行准确地核算的基础上。在药品加成取消后，医疗服务价格应根据市场价格变动规律等进行动态的调整，并逐步使之成为医院成本补偿的主要来源。

同时，应建立灵敏的价格调整机制。医院服务价格应在充分考虑地域差异后，根据本地区的实际情况制定，适当向经济落后地区和农村地区倾斜降低。不同规模的医院能提供的医疗服务技术与质量有所不同，在制定收费标准时医院等级和规模应作为重要参考。总的来说，建立灵敏的价格调整机制，应始终遵循技术性劳务价格提高和大型检查设备价格降低的大方向，综合考虑各方的承受能力，才能建立起定价合理、动态监督医疗服务价格调整体系。

（三）加快推进医院核算信息化建设

在现代医院管理中，信息化建设对医院的管理体制改革来讲是重中之重。高度信息化对提升机构运营效率与优化机构收入结构都有很大的帮助。由于医院的成本核算涉及面广，成本对象层次多，服务产品复杂且多是非标准化产品，因此成本动因十分复杂，因此一个完善的计算机信息核算系统就变得十分必要。同时，医院信息化管理还需包括对医院各项相关系统主要资源实行信息化管理。新形势下，医院信息系统应得到充分的应用，它为医院的成本核算提供了支持环境和可靠的辅助工具。同时，系统管理者在使用计算机系统实现网络化、自动化的实时管理时要统一规划，使其真正发挥计算机计算能力的优势，真正地用"大数据""大系统"，为医院管理做出贡献。

通过实施医院实行成本核算与管理，能够更新医院经济管理的观念，强化医院管理者的成本意识，从而增强医院在市场经济条件下的竞争能力。同时这也迎合了医药分离政策中提出的指导思想：由于药品加成的剥离，医院自身应通过管理体制改革和费用控制以减少成本，弥补减少的收入。此外，医院应确保管理系统与成本核算系统、会计核算系统的数据标准对接一致，同时切实加强服务项目的预算工作和成本核算与控制，合理计算补助基数，保证财政补偿数据的准确规范。医院还应积极抓好信息平台建设，加大信息共享力度，使管理信息资源得到有效、充分的利用，从而促进医院收入结构调整的深化改革。

六、加强科教项目的管理

（一）加强科教项目合同管理

不断改进的科教合同管理，加快科教合同管理信息系统的升级。根据会计工作者相关经验，选择最适合该项目的收入确认方法，对于科研项目合同中的内容以及条款进行规范，能够从系统中快速准确地提炼出与收入确认有关的信息，比如收入确认方法、完工期限等。同时，要加快医院财务软件的升级，将财务软件系统与合同管理系统设置连接端口，在每个月月末，财务软件系统能够对于符合收入确认标准的部分自动提取会计信息，并完成编制会计分录的工作。此外，对于合同管理系统要设置检查纠错机制，对于发现合同管理系统中出现错误时能够自动识别和报警，防止出现由于科教项目合同系统中的错误导致账务系统的错误。当收入的确认方法发生改变时，也要及时做出调整。

实现多维核算，加快会计电算化系统升级。在政府会计制度下，医院需要确认的收入有事业收入和预算收入，两种收入的会计核算基础不同，收入的金额也会有差距。在医院会计制度下，只确认事业收入部分，其财务软件的设置也是仅仅针对财务会计的内容。因此，为了适应新制度对收入确认的核算，医院需要购买新的软件，或者对于现有的财务软件进行升级。

（二）根据合理选择收入确认方法

医院应当根据获取数据的难易程度、准确程度以及项目的特点、财务工作人员的经验针对每个项目确定最适合的收入确认方法，但最基本的是要遵循政府会计制度。必须符合项目的真实情况，并且选择的会计确认方法不会造成医院收入费用表的虚增。对于发生的科教项目的收支都要有准确的记录，根据收入确认的计算确认收入，选择适合的会计收入确认方法，提高会计收入的准确性。

定期进行财务会计与预算会计的账务核对。在核算科教项目收入时，根据相关制度的要求，财务会计和预算会计核算的会计核算基础不同，确认的时间和范围也不同，因此确认的收入不同。医院通过财务会计和预算会计对于收入的核算结果的比对，有利于提高收入确认的准确性，及时发现回收不及时的情况，对于回款不及时的情况进行催款或者计入坏账，提供较为准确的财务报表结果，医院的财务管理人员能够根据财务报表做出有效的财务决策，提高财务管理的水平。

七、加强收费环节的控制

（一）加强收费窗口流程控制

为了应对收费环节可能出现的风险、完善医院收费窗口的风险管理，应采取如下控制措施：一是收费员应熟悉就诊流程，运用医院医疗信息管理系统中的收费管理系统办理就诊建卡、挂号、预交金的收退等手续，并按物价部门规定的费用标准收取挂号费、诊疗费等。二是每日收到的款项应经由收费处复核人员审核一致后再入账，除周转金外的当日款项必须每日盘点、日清日结，并与银行进行款项交存并签单确认。三是收费复核人员应每日汇总并审核收费日报表，并连同收费票据底联和银行进账单上交至财务处，确保表款相符。四是收入稽核收费员应每日审核医院收入与相关报表，确保收入账实相符、账表相符，并对收入票据、预交金票据的起止号码是否衔接、票据金额与收入报表金额是否相符等情况进行稽核。五是部门应与收费处定期核对日报表、月报表，建立对账登记制度，做好相关记录并签字确认。六是财务处和内审部门应对收费周转金、库存现金进行定期或不定期地抽查，对检查结果进行及时记录与上报。

（二）加强第三方支付模式管理

随着互联网、移动支付等新型结算工具在医院收费环节中的广泛应用，医院为降低其可能带来的风险，应采取如下措施：一是要完善医疗信息管理系统与银联刷卡系统、支付宝等第三方支付平台的网络接口，使医疗信息管理系统能直接从第三方系统中提取收费金额，实现两套系统之间数据的兼容与共享。二是将移动端收费模式进行细化、流程化，并确立为具体的规章制度，使患者在挂号、就诊、缴费等环节受到系统监管，从而实现移动支付流程的规范化与效率性。三是建立以财务人员、技术人员、医务人员等成员为主的移动收费系统监控小组，对互联网与移动端工具的结算情况进行持续性的监控与定期检测，监测内容主要包括费用金额、报表与票据的同步情况、财务运作情况、资金与信息安全情况等。

八、加强收入业务的内部监督与评价

2006 年，国资委印发的《中央企业全面风险管理指引》提出，单位内部审计部门应至少每年一次对包括风险管理职能部门在内的各部门能否按照有关规定开展风险管理工作及其工作效果进行监督评价，监督评价报告应直接报送董事会或董事会下设的风险管理委员会和审计委员会。由此，医院应建立健全内部审计部门等内部监督部门，在确保其与内部控制的牵头部门相对独立的基础上，实现收入业务的内部监督与自我评价，从而提升医院收入业务风险管理的效率性与效果性。

（一）健全内部审计部门，加强内部审计工作

内部审计作为内部控制的重要组成部分，是对内部控制的一种"再控制"手段。由此，医院应依据《中华人民共和国审计法》《卫生系统内部审计工作规定》等法律法规，建立健全医院的内部审计管理制度。医院应设立由院长直接领导的内部审计部门或岗位，对医院收入业务行使独立的内部审计职权，并接受上级审计机关的指导，协助上级审计机关对医院进行审计。同时，医院应对内部审计部门或人员的职权进行明确与适当强化，确保其在对审计相关事项进行调查与取证时，其他职能部门与人员能够全力配合。医院院长可在管理权限范围内授予内审部门经济处理、处罚的权限，以改变内审部门只能上报问题与提出建议的职权限制，增强内审部门的权威性，提升内部审计工作的执行效果。

针对医院收入业务管理，内部审计部门应对以下内容进行审计、评价与报告：是否依法组织收入并保证收入及时足额上缴；各项收入是否统一管理与核算，有无隐瞒、截留、拖欠、挪用或私设"小金库"账外账等问题；收费项目和标准是否合法并上报主管部门批准，有无乱收费问题；收费票据是否合法，票据领用、回收制度是否建立。

在对上述审计事项的调查取证过程中，内审部门应灵活运用审阅法、核对法、盘点法、账户分析等审计方法，对收入业务的相关凭证、票据、报表、账户、现金等进行审核、验证与分析。同时，内审部门应开展对收入业务风险与审计风险的整体评估，并建立风险因素评估表，对各项风险按重要性进行排序。对于金额大、风险较大的项目或收入流程，应分配重点的审计资源，并进行持续性的跟踪审计；对于风险系数较低的事项，则应适度降低审计频率、减少审计资源投入。由此，内部审计部门可实现审计资源的合理分配，进行有重点、有层次的内部审计工作，最终实现对医院收入业务的有效监督和评价。

（二）建立自我评价机制，加强风险管理缺陷整改

为了对收入业务风险管理的有效性进行及时、全面的评价，针对其中发现的缺陷进行及时整改，医院应建立健全风险管理自我评价机制与整改机制。

　　医院的内部审计部门应在风险管理领导小组的领导下，对收入业务风险管理设计与执行的有效性进行自我评价工作。首先，应对收入业务中的关键流程节点与高风险领域进行调查分析，并由此制订自我评价工作方案，经由医院管理层批准后予以实施。在自我评价流程中，评价小组可采取流程图法、证据检查法、实地观察法、访谈法、穿行试验法等方法，对凭证、账表、票据、价格执行情况以及不相容岗位分离、授权审批控制、归口管理等收入业务关键控制点进行调查、分析与评价，并编写工作底稿。评价小组在汇总评价人员工作底稿、认定风险管理缺陷后，形成现场评价表。评价表应上报医院管理层，经相关负责人签字确认后，最终形成风险管理自我评价报告。

　　针对自我评价报告中提出的收入业务风险管理缺陷，评价小组应综合管理层、内部审计部门与纪检监察部门的意见，提出整改意见。财务部门、物价处、信息处等收入业务的相关部门，应在医院管理部门的领导和监督下，实施整改措施。对于整改落实情况，评价小组应进行持续的跟踪。若风险管理缺陷造成了收入损失或对医院名誉的负面影响，评价机构应督促医院管理层严格遵循医院的奖惩制度，及时追究相关人员的责任。

第五章　医院费用的核算与管理

费用支出是医院在开展医疗服务及其他活动过程中发生的资产、资金耗费和损失。医院支出包括医疗支出、财政项目补助支出、科教项目支出、管理费用和其他支出。通过研究医院费用的核算与管理，能够有效规范医院费用的支出。本章分为医院费用概述、医院费用核算与管理实务、医院费用核算管理策略探讨三节，主要包括医院费用的概念与特征、医院费用核算的目标分析、医疗业务成本核算与管理、财政项目补助核算与管理、科教项目支出核算与管理、管理费用核算与管理等内容。

第一节　医院费用概述

一、医院费用的概念与特征

（一）医院费用的概念

费用是指医院为开展医疗服务及其他业务活动所发生的、导致本期净资产减少的、含有服务潜力或者经济利益的经济资源的流出，包括业务活动费用、单位管理费用、经营费用、资产处置费用、上缴上级费用、对附属单位补助费用、所得税费用和其他费用。

医院在开展医疗服务活动过程中，为了取得医疗收入、科教收入、其他收入等，就必须发生相应的人、财、物等资源耗费。在一般情况下，医院的费用和收入是相对应而存在的。费用代表医院开展医疗业务并取得一定收入或进行其他活动所发生的资源的消耗。

（二）医院费用的特征

①费用会引起资产减少或者负债增加或者两者兼而有之，并最终导致医院资源的减少，包括经济利益的流出和服务潜力的降低，具体表现为医院的现金、非现金资产的流出、耗费或者毁损等。比如，医院将卫生材料用于病人治疗，导致存货（资产）的减少，消耗的卫生材料成本构成费用。再如，固定资产随着时间的推移，其价值发生了损耗，并通过折旧分期反映出来，折旧属于费用的范畴。又如，医院将其存货捐赠给其他单位或个人，导致存货（资产）的减少，这时存货的成本也构成费用。

②费用将导致本期净资产的减少。这里所指的"本期"是指费用的发生当期，即费用的确认时点。也就是说，只有在导致某一会计期间净资产减少时，才能确认一项费用。费用最终将减少医院的资产，而根据"资产＝负债＋净资产"的会计等式，引起资产总额减少的情况有负债的减少或者净资产的减少，值得注意的是，其中只有同时引起净资产减少的经济利益或者服务潜力流出才是费用。比如，医院以银行存款（资产）偿还一项应付账款（负债），在这种情况下，资产和负债减少了相同的金额并没有影响净资产，因此，此项资产流出不构成费用。

二、医院费用的分类

（一）按照费用功能分类

按照费用的功能分类，医院的费用分为业务活动费用、单位管理费用、经营费用、资产处置费用、上缴上级费用、对附属单位补助费用、所得税费用和其他费用。

1. 业务活动费用

业务活动费用是指医院开展医疗服务及其辅助活动发生的费用，包括工资福利费用、商品和服务费用、对个人和家庭的补助费用、固定资产折旧费、无形资产摊销费等。

业务活动费用是医院为了提供医疗服务而发生并按照成本项目、业务类别、支付对象等进行归集的直接费用。

2. 单位管理费用

单位管理费用是指医院行政及后勤管理部门为组织和管理医疗、科研、教学业务活动所发生的各项费用,包括医院行政及后勤管理部门发生的工资福利费用、商品和服务费用、资产折旧（摊销）费等费用，以及医院统一负担的离退休人员经费、工会经费等。

3. 经营费用

经营费用是医院在医疗、教学、科研及其辅助活动之外开展非独立核算经营活动发生的各项费用，包括发生的工资福利费用、商品和服务费用、对个人和家庭的补助费用、固定资产折旧费、无形资产摊销费等。

4. 资产处置费用

资产处置费用是指医院经批准处置资产时发生的费用，包括转销的被处置资产价值，以及在处置过程中发生的相关费用或者处置收入小于相关费用形成的净支出。医院资产处置的形式包括无偿调拨、出售、出让、转让、置换、对外捐赠、报废、毁损以及货币性资产损失核销等。

5. 上缴上级费用

上缴上级费用是指医院按照财政部门和主管部门的规定上缴上级单位款项发生的费用。

6. 对附属单位补助费用

对附属单位补助费用是指医院用财政拨款收入之外的收入对附属单位补助发生的费用。

7. 所得税费用

所得税费用是指有企业所得税交纳义务的医院按规定交纳企业所得税所形成的费用。

8. 其他费用

其他费用是医院发生的除业务活动费用、单位管理费用、经营费用、资产处置费用、上缴上级费用、附属单位补助费用、所得税费用以外的各项费用，包括利息费用、坏账损失、罚没支出、现金资产捐赠支出以及相关税费、运输费等。

（二）按照费用与成本的关系程度分类

按照费用与成本的关系程度，医院的费用可划分为直接费用和间接费用。

1. 直接费用

直接费用是指能够直接计入或采用一定方法计算后直接计入成本核算对象的各种支出，包括直接工资、药品、直接卫生材料等。直接费用的特点是不需要进行分摊，在发生时可以直接计入有关成本核算对象。

2. 间接费用

间接费用是指为开展医疗服务活动而发生的不能直接计入、需要按照一定原则和标准分配计入成本核算对象的各项支出，如单位管理费用等。间接费用的特点是需要先在有关费用账户中进行费用的归集，然后按照规定的标准和方法分配到有关成本核算对象。

（三）按照费用的性质分类

根据《政府收支分类科目》中支出经济分类科目，可将费用分为工资福利费用、商品和服务费用、对个人和家庭的补助费用等。

1. 工资福利费用

工资福利费用，反映医院支付给在职职工和聘用人员的各类劳动报酬，以及为上述人员交纳的各项社会保险费等，具体如下。

①基本工资，反映医院按规定发放的基本工资，包括医院工作人员的岗位工资、薪级工资等。

②津贴补贴，反映医院在基本工资之外按规定开支的津贴和补贴，包括岗位性津贴、政府特殊津贴和其他各类补贴。

③奖金，反映医院按规定开支的各类奖金，如国家统一规定的机关事业单位年终一次性奖金等。

④社会保障费，反映医院为职工交纳的基本养老、基本医疗、失业、工伤、生育等社会保险费以及残疾人就业保障金等。

⑤伙食补助费，反映医院发给职工的伙食补助费，如午餐补助等。

⑥绩效工资，反映医院工作人员的绩效工资。

⑦住房公积金，反映医院按职工工资总额的一定比例为职工交纳的住房公积金。

⑧其他工资福利费用，反映上述项目未包括的人员支出，如各种加班工资、病假两个月以上期间的人员工资、编制外长期聘用人员和长期临时工工资等。

2. 商品和服务费用

商品和服务费用具体如下。

①办公费，反映医院购买的不属于固定资产的日常办公用品、书报杂志及日常印刷费等支出。

②印刷费，反映医院病历、医疗检查单、治疗单、规章制度、资料、报纸等的印刷支出。

③咨询费，反映医院咨询方面的支出，如律师咨询费等。

④手续费，反映医院支付的各项手续费支出。

⑤水费，反映医院支付的水费支出，包括饮用水、卫生用水、绿化用水、中央空调用水、污水处理费等。

⑥电费，反映医院支付的电费支出，包括照明用电、空调用电、电梯用电、食堂用电、取暖加压用电、计算机等办公设备用电等。

⑦邮电费，反映医院开支的信函、包裹、货物等物品的邮寄及电话费（含住宅电话补贴）、电报费、传真费、网络通信费等。

⑧取暖费，反映医院取暖用燃料费、热力费、炉具购置费、锅炉临时工的工资、节煤奖金以及由医院支付的未实行职工住房采暖补贴改革的在职职工和离退休人员宿舍取暖费等。

⑨物业管理费，反映医院开支的办公用房、医疗用房、未实行职工住宅物业服务改革的在职职工及离退休人员宿舍等的物业管理费，包括综合治理、绿化、卫生等方面的支出。

⑩差旅费，反映医院工作人员出差发生的交通费、住宿费、伙食补助费、因工作需要开支的杂费，干部及大中专学生调遣费，调干随行家属旅费补助等。

⑪因公出国（境）费用，反映医院工作人员公务出国（境）的住宿费、国际旅费、国外城市间交通费、伙食补助费、杂费、培训费等支出。

⑫维修（护）费，反映医院用于日常开支的固定资产（不包括车、船等交通工具）的修理和维护费用、网络信息系统的运行与维护费用。比如，电话、交换机、固定办公设备、计算机系统、医疗设备、专用机械的维修（护）费，科研仪器和试验设备的维修费，医院公用房屋、建筑物及其附属设备的维修费等。

⑬租赁费，反映医院租赁办公、医疗用房、宿舍、专用通信网络及其他设备等方面的支出。

⑭会议费，反映医院在较大型的会议期间按规定开支的住宿费、伙食补助费、文件资料印刷费、会议场地租用费等。

⑮培训费，反映各类培训支出。按规定提取的"职工教育经费"也在本科目反映。不含因公出国（境）培训费。

⑯公务接待费，反映医院按规定开支的各类公务接待（含外宾接待）费用。

⑰专用材料费，反映医院购买日常专用材料的支出，包括药品、医疗耗材、低值易耗品、其他材料等方面的支出。

⑱劳务费，反映医院支付给其他单位和个人的劳务费用，如临时聘用人员、钟点工工资，稿费、翻译费、评审费、一般咨询费、手续费等。

⑲委托业务费，反映医院委托外单位办理专项业务等支出。

⑳工会经费，反映医院按规定提取的工会经费。

㉑福利费，反映医院按国家规定提取的福利费。

㉒公务用车运行维护费，反映医院公务用车租用费、燃料费、维修费、过桥过路费、保险费、安全奖励费用等支出。

㉓其他交通费用，反映医院除公务用车外的其他交通费用，如飞机或船舶的燃料费、维修费、过桥过路费、保险费、出租车费用、安全奖励费用等支出。

㉔其他商品和服务费用，反映上述科目未包括的日常公用支出。比如，一般行政赔偿费和诉讼费、国内组织的会员费、来访费、广告宣传费、其他劳务费及离休人员特需费、公用经费等。

三、医院费用核算的目标分析

将医院当前和未来资金变动趋向作为目标来研究医院费用会计核算管理，可以为会计部门精准统计数据、管理者预测经营前景提供经济活动服务。管理者可以通过建立科学经济管理体系有效实现核算管理，保障医院资源合理配置，增加医院价值，进而实现经济效益的最大化。

（一）为满足利益相关者需求服务

医院的利益相关者包括政府部门、员工和患者。其中，政府部门为医院提供资金和管理工作人员，在充当供应者的同时也要求医院在经营行为合法前提下，用有限的财政为社会提供医疗服务；员工是医院直接服务者，除关注自身经济收入外，还需关注医院未来发展趋势；患者作为接受者，不仅期望医院能够提供高质量、高效率的医疗服务，而且期望治疗的费用最低。医院管理者应根据各方面的需求，使医院费用在提供医疗服务情况下获取最大化的经济利益。而会计能够及时为医院提供政府投资水平、医院收入情况、成本控制、医疗服务质量和效率等信息，为医院日常经济活动提供基本调控方案，使有限的医疗资源得到充分利用。

（二）为会计核算管理提供衡量指标

医院管理会计核算费用目标的实现，首先通过医疗效益最大化、医疗服务高质量、低成本这三项指标来衡量，如医院日平均人数、平均住院天数、日均收入、人均医疗费用、固定门诊人数、住院天数；其次通过经济效益最大化指标来衡量，如医院结余金额、医疗成本收入比例、本期金额等；最后通过可持续发展目标来衡量，如流动资产、固定资产以及政府部门补助的增长率。

第二节　医院费用核算与管理实务

一、医疗业务成本核算与管理

（一）医疗业务成本核算

1.医疗业务成本账户设置

医院应当设置"医疗业务成本"科目，核算医院开展医疗服务及其辅助活动过程中发生的各项费用，并在该科目下设"人员经费""卫生材料费""药品费""固定资产折旧费""无形资产摊销费""提取医疗风险基金""其他费用"等一级明细科目，按照各具体科室进行明细核算，归集临床服务、医疗技术、医疗辅助类各科室发生的、能够直接计入各科室或采用一定方法计算后计入各科室的直接成本。"人员经费""其他费用"明细科目下还应参照《政府收支分类科目》中"支出经济分类科目"的相关科目进行明细核算。

"医疗业务成本"科目属于费用类科目，借方登记医疗业务成本的发生数，贷方登记医疗业务成本的冲销、转出数。期末结转后，该科目应无余额。

医院使用财政基本补助发生的归属于医疗业务成本的支出，在"医疗业务成本"科目核算。

医院应当在本科目下设置"财政基本补助支出"备查簿，按《政府收支分类科目》中"支出功能分类科目"以及"支出经济分类科目"的相关科目，对各项归属于医疗业务成本的财政基本补助支出进行登记。

2. 医疗业务成本的主要账务处理

①为从事医疗活动及其辅助活动人员计提的薪酬、福利费等，借记本科目（人员经费），贷记"应付职工薪酬""应付福利费""应付社会保障费"等科目。

②在开展医疗活动及其辅助活动中，内部领用或出售发出的药品、卫生材料等，按其实际成本，借记本科目（卫生材料费、药品费），贷记"库存物资"科目。

③开展医疗活动及其辅助活动所使用固定资产、无形资产计提的折旧、摊销，按照财政补助、科教项目资金形成的金额部分，借记"待冲基金"科目，按照应提折旧、摊销额中的其余金额部分，借记本科目（固定资产折旧费、无形资产摊销费），按照应计提的折旧、摊销额，贷记"累计折旧""累计摊销"科目。

④计提的医疗风险基金，按照计提金额，借记本科目（提取医疗风险基金），贷记"专用基金—医疗风险基金"科目。

⑤开展医疗活动及其辅助活动中发生的其他各项费用，借记本科目（其他支出），贷记"银行存款""待摊费用"等科目。

⑥期末，将本科目的余额转入本期结余，借记"本期结余"科目，贷记本科目。

（二）医疗业务成本管理

1. 医疗业务成本的归集

医疗业务成本是按照具体科室（包括临床服务类科室、医疗技术类科室和医疗辅助类科室）和成本项目（包括人员经费、卫生材料费、药品费、固定资产折旧费、无形资产摊销费、提取医疗风险基金和其他费用）归集的，医院开展医疗服务及其辅助活动发生的直接成本。直接成本是指能够直接计入或采用一定方法计算后直接计入各科室的成本。

医院开展科研、教学项目使用自筹配套资金发生的支出，以及医院开展的不与医院会计制度规定的特定"项目"相关的医疗辅助科研、教学活动发生的相关人员经费、专用材料费、资产折旧（摊销）费等费用，主要由医院的医疗收入予以补偿的，直接与医疗收入相关联，因此归属于医疗业务成本。

2. 医疗业务成本的分类

（1）按科室性质分类

医疗业务成本按照发生的科室性质，可以分为临床服务类科室成本、医疗技术类科室成本、医疗辅助类科室成本。

①临床服务类科室成本是指临床服务类科室开展医疗服务时发生的各项费

用。临床服务类科室是指直接为病人提供医疗服务，并能体现最终医疗结果、完整反映医疗业务成本的科室，包括内科、外科、妇科、儿科、产科等。

②医疗技术类科室成本是指医疗技术类科室开展服务时发生的各项费用。医疗技术类科室指为临床服务类科室及病人提供医疗技术服务的科室，包括放射、超声、检验、血库、手术、麻醉、医技实验室等。

③医疗辅助类科室成本是指医疗辅助类科室提供辅助活动时发生的各项费用。医疗辅助类科室是服务于临床服务类和医疗技术类科室，为其提供动力、生产、加工等辅助服务的科室，包括物业管理、动力、消毒供应、病案、材料库房、门诊挂号收费、住院结算、洗衣班等。

（2）按成本项目分类

医疗业务成本按照成本项目，可以分为人员经费、卫生材料费、药品费、固定资产折旧费、无形资产摊销费、提取医疗风险基金和其他费用。

二、财政项目补助核算与管理

（一）财政项目补助核算

1. 财政项目补助支出的核算范围

财政项目补助支出核算医院本期使用财政项目补助（包括当年取得的财政补助和以前年度结转或结余的财政补助）发生的支出。本科目应当按照《政府收支分类科目》中"支出功能分类科目"的"医疗卫生""科学技术""教育"等相关科目以及具体项目进行明细核算。

2. 财政项目补助支出的账务处理

①在财政直接支付方式下，发生财政直接支付的项目补助时，按照支付金额，借记本科目，贷记"财政补助收入"科目；对于为购建固定资产、无形资产或购买药品等物资而由财政直接支付的支出，还应借记"在建工程""固定资产""无形资产""库存物资"等科目，贷记"待冲基金—待冲财政基金"科目。

②在财政授权支付方式下，使用零余额账户用款额度发生项目补助支付时，按照支付金额，借记本科目，贷记"零余额账户用款额度"科目；对于为购建固定资产、无形资产或购买药品等物资而由财政授权支付的支出，还应借记"在建工程""固定资产""无形资产""库存物资"等科目，贷记"待冲基金—待冲财政基金"科目。

③在其他方式下，发生财政项目补助支出时，按照实际支付的金额，借记本科目，贷记"银行存款"等科目；对于为购建固定资产、无形资产或购买药品等物资发生的支出，还应借记"在建工程""固定资产""无形资产""库存物资"等科目，贷记"待冲基金—待冲财政基金"科目。

④期末，将本科目余额转入财政补助结转（余），借记"财政补助结转（余）—财政补助结转（项目支出结转）"科目，贷记本科目。期末结转后，本科目应无余额。

（二）财政项目补助管理

1. 建构有效的财务风险防范机制

为了防范医院在进行管理时的财务风险，医院需要强化内部控制，在风险的高发点设置相应的控制点，并通过培训和宣传的方式，来使不同科室的工作人员的风险防范意识得到提升。同时医院需要按照不同的岗位设计分离原则，明确各个岗位的职责和权限，并与时俱进地将智能化的管理与系统应用于管理中，这样能够使医院的风险防范能力得到提升。

2. 进行内控建设，提升管理水平

医院在进行制度建设时，需要理解建设体系中存在的需求主要包括管理制度、收支制度和政府采购制度等。医院可通过建立完整的控制管理流程，对管理的操作行为做出标准化的管理体系，从收支管理到资产管理等多个部门进行细化，这样能够使制度的建设更加完善。医院还需要针对各个环节的执行力度进行优化，使组织运行更加有据可循，使医院的财政管理水平得到提升。

3. 医院财政管理业务的优化

业务层面的内部控制优化对于医院的财政管理业务优化来说极为重要，在进行业务管理的工作时，工作人员需要从内控手段出发实现业务项目的整体优化，通过这种方式来使业务层面的产物管理得到全面的覆盖。在近年来的医院管理中，业务层面的控制主要包含预算业务、收支业务和资产管理等多方面的内容，比如，从预算管理的角度上进行分析，主要包括预算管理，编审和控制反馈等多个环节，将各项步骤落到实处，开展业务层的优化管理，能够实现分节层的有效内控，使业务层面的内控措施更加具有精准性。在进行相应的优化时，需要对合同履行过程中的特殊状况做出详细的说明并附上完整的材料，同时还需要对各个职能部门

的权限进行划分，做好有效的考核和最终通过这种方式有助于防范合同违约的风险发生。总而言之，需要详细制订每一个业务层面出现的风险防控方案，并完善业务层面的风险管理体系，只有这样才能够使医院的财政管理业务水平得到优化。

4. 医院财政管理机制的优化

在建立了完整的内部控制标准后，为了使评价工作更为顺利地开展，需要选择合理的内控评价模式，医院的内控评价一般情况下包含要素导向评价和目标导向评价两种不同的类型。一部分医院在进行评价时，为了保障财务评价的整体治疗，往往会将两种不同类型进行有效的融合，形成综合评价的体系。在进行设计时，需要将评价内容分为一级指标纲目和二级指标科目等多种内容实现完整的内控评价，只有这样才能够使评价的整体质量得到保障。

三、科教项目支出核算与管理

（一）科教项目支出核算

1. 科教项目支出的核算范围

科教项目支出核算医院使用除财政补助收入以外的科研、教学项目收入开展科研、教学项目活动所发生的各项支出。本科目应设置"科研项目支出""教学项目支出"两个明细科目，并按具体项目进行明细核算。医院还应设置相应的辅助账，登记开展各科研、教学项目所使用自筹配套资金的情况。

2. 科教项目支出的账务处理

使用科教项目收入发生的各项支出，按实际支出金额，借记本科目，贷记"银行存款"等科目；形成固定资产、无形资产、库存物资的，还应同时借记"固定资产""无形资产""库存物资"等科目，贷记"待冲基金—待冲科教项目基金"科目。

期末，将本科目余额转入科教项目结转（余），借记"科教项目结转（余）"科目，贷记本科目。期末结转后，本科目应无余额。

（二）科教项目支出管理

使用科教项目收入购建固定资产、无形资产等发生的支出，应同时计入净资产待冲基金中，按规定分期结转，定期对账。

四、管理费用核算与管理

管理费用是指医院行政及后勤管理部门为组织和管理医疗、科研、教学业务活动所发生的各项费用，包括医院行政及后勤管理部门发生的人员经费、公用经费、资产折旧（摊销）费等费用，以及医院统一负担的离退休人员经费、坏账损失、银行借款利息支出、银行手续费支出、汇兑损益、聘请中介机构费、印花税、房产税、车船使用税等。

（一）管理费用的核算

1. 管理费用核算的账户设置

医院应当设置"管理费用"科目，核算医院行政及后勤部门为组织和管理医疗、科研、教学业务活动所发生的各项费用以及医院统一负担的各项费用，并在该科目下按照与"医疗业务成本"科目明细科目设置相一致的原则，设置"人员经费""固定资产折旧费""无形资产摊销费""其他费用"等一级明细科目，进行明细核算。其中，"人员经费""其他费用"明细科目下应参照《政府收支分类科目》中"支出经济分类科目"的相关科目进行明细核算。

该科目属于费用类科目，借方登记管理费用的增加数，贷方登记管理费用的冲减及转出数。期末结转后，该科目应无余额。

"管理费用"科目下设置的明细科目，必须与"医疗业务成本"科目下设置的明细科目一致。

"人员经费"明细科目下应参照《政府收支分类科目》中"支出经济分类"类、款级科目进行明细核算；"其他费用"明细科目下应按照本科目的核算内容，参照《政府收支分类科目》中"支出经济分类"款级科目进行明细核算。

医院使用财政基本补助发生的归属于管理费用的支出，在本科目核算。医院应当在本科目下设置"财政基本补助支出"备查簿，按《政府收支分类科目》中"支出经济分类科目"的末级科目设置明细项目，对各项归属于管理费用的财政基本补助支出进行明细登记。

为购建固定资产取得的专门借款，在工程项目建设期间的借款利息应予资本化，不在本科目核算；在工程完工交付使用后发生的专门借款利息，在本科目核算。

医院统一负担的离退休人员经费在本科目核算。

医院救护车发生的折旧费、修理费等费用，不在本科目核算，在医疗业务成本中核算。

2.管理费用的主要账务处理

①为行政及后勤管理部门人员以及离退休人员计提的薪酬、福利费等，借记本科目（人员经费），贷记"应付职工薪酬""应付福利费""应付社会保障费"等科目。

②行政及后勤管理部门所使用固定资产、无形资产计提的折旧、摊销，按照财政补助、科教项目资金形成的金额部分，借记"待冲基金"科目，按照应提折旧、摊销额中的其余金额部分，借记本科目（固定资产折旧费、无形资产摊销费），按照应计提的折旧、摊销额，贷记"累计折旧""累计摊销"科目。

③在提取坏账准备时，借记本科目（其他费用），贷记"坏账准备"科目；在冲减坏账准备时，借记"坏账准备"科目，贷记本科目（其他费用）。

④在发生应计入管理费用的银行借款利息支出时，借记"管理费用—其他费用"科目，贷记"预提费用""银行存款""长期借款"等科目。在发生汇兑净收益时，借记"银行存款""应付账款"等科目，贷记"管理费用—其他费用"科目；在发生汇兑净损失时，借记"管理费用—其他费用"科目，贷记"银行存款""应付账款"等科目。

⑤在发生其他各项管理费用时,借记本科目(其他费用),贷记"库存现金""银行存款""库存物资""待摊费用"等科目。

⑥期末，将"管理费用"科目的余额转入本期结余，借记"本期结余"科目，贷记"管理费用"科目。

（二）管理费用的管理

管理费用具有以下特点：一是医院的行政管理覆盖医院各个部门，后勤提供的服务往往使医院所有部门都受益。二是管理费用的发生体现在行政和后勤管理部门，属于由医院统一负担，与医院的各医疗科室无直接联系。三是管理费用属于医院的间接成本，即医院为开展医疗服务活动而发生的不能直接计入、需要按照一定原则和标准分配计入成本核算对象的各项支出。

第三节 医院费用核算管理策略探讨

一、建立健全费用管控机制

医院的经营和管理涉及许多领域，为了进一步完善医院的费用核算管控，要从建立健全的费用管控机制入手。

首先，需要建立自上而下的目标管理制度。要想完善医院费用核算管控问题，需要以统一的管控机制为基础，因此，医院的费用核算管控机制应当先由总负责人与各个科室的负责人进行商议，保证费用管控制度的适用性和针对性，再由医院总负责人下发给各个科室的负责人，之后各部门在进行费用核算管控时必须按照该费用管控机制进行，保证每一位员工都能了解到自己确切的任务，进而有效提升员工的工作效率。

其次，需要建立严格的绩效考核机制。绩效考核机制主要是检查和监督医院当中的各项费用，因此在建立绩效考核机制时，要成立专门的考核小组，并采取不定期的考核方式，以严格考核医院当中的收支结余以及项目成本等，从而有效提高员工的警惕性和工作积极性，及时发现医院费用核算管控当中存在的弊端以及产生问题的原因。

最后，需要建立针对性的监督机制，保证医院能够在上级与下级之间、员工与员工之间进行相互监督，避免出现员工过于消极怠工的现象，同时也要减少相关用品的浪费现象。

二、进一步推进医院的信息化建设

医院在发展过程中不仅要提高自身的医疗水平，还要不断提高经济效益。只有科学地协调医疗水平与经济水平之间的关系，在保证医疗水平的基础上最大限度地提高医院的经济效益，才能保证医院的正常经营，促进医院更加长远地发展。因此，医院在经营管理过程中，应当将资金适当地投入信息化建设当中，以进一步促进财务系统的建设，建立分类管理的财务系统，避免财务管理数据发生混乱而影响最后成本核算环节的正常进行。在医院整体的信息系统中，医院还需要将财务系统、诊疗系统以及物资管理系统等进行分类整合，保证管理人员在收集相应数据时能够快速找到，同时也能够实现医院内部数据共享，提高医疗工作人员的办公效率，进一步提高医院的医疗水平。此外，信息系统还能减少数据重复整理的成本，提高费用管控效率，促进医院的稳定发展。

三、平衡医保控费与医院费用管控之间的关系

医院的费用管控措施不仅可以提高医院的经济效益，促进医院的稳定发展，还能够最大限度地节约资源，促进整个医疗行业的发展。同时，医疗保险部门采取的管控措施也是为了避免医院恶意骗取医保基金，以保证社会健康发展。因此，要想保证医院费用管控措施的正常进行，医疗保险部门需要适当调整医保费用的管控范围，允许医院医疗用品和药品费用在一定范围内产生波动。而医院的管理人员也需要在日常经营管理过程中积累经验，减少上报医疗费用的误差。

四、将费用管控效果与个人薪酬挂钩

医院在经营管理过程中不仅要不断提高自身医疗水平，保证患者的生命安全，而且要尽可能提高医院的经济效益，促进医院健康长远发展。费用管控作为直接关系医院经济效益的部分，管理人员的能动性决定了医院费用管控的效率。与一般企业不同，医院的费用管控涉及许多方面，同时医院的药品及相关医疗用品消耗量较大，一旦医疗人员的整体费用管控意识较差，就会直接影响整个医院的费用管控效果。为了进一步保证医院费用管控的效果，需要将各个科室的费用管控与工作人员的薪资挂钩，以提高医疗人员的费用管控意识，避免出现过度浪费医疗用品以及药品的现象。

此外，为了避免医疗人员在工作中过度浪费医疗用品和药品，医院的管理人员还需要建立统一的奖惩机制。医院负责人要根据各种病情规定医疗用品以及药品大概的适用范围，在遇特殊情况时允许有一定范围内的波动。当医疗人员本季度费用管控超出较大范围时，科室管理人员要根据费用管控奖惩机制对其采取相应的处罚措施，以此保证所有医疗人员都能最大限度地参与费用管控。

第六章　医院成本的核算与管理

医院成本是指医院在日常医疗服务过程中所消耗的劳动价值和物资价值的货币表现，如医疗耗材、薪酬、资产折旧、管理费用等，但不包括医疗事故赔偿、捐赠支出等。本章分为医院成本管理现状、医院成本核算与管理实务、医院成本管理的策略探讨三节，主要包括医院成本核算现状分析、医院成本管理现状分析、医院成本的核算、医院成本的管理、医院成本核算的策略、医院成本管理的策略等内容。

第一节　医院成本管理现状

一、医院成本核算现状分析

新财务会计制度对医院的成本核算提出了更高的要求，在具体发展中需要注意的是进行成本情况的核算，在现有基础上进行改良。当前，人们对医院财务工作的成本核算重视度比较低，导致医院的财务工作人员在制度审核的时候存在忽视细节的情况，整体管理现状不容乐观。

（一）现有的成本核算理念较差

在新的财务制度背景下，多数的医院管理者都对财务管理引起重视，将成本管理落实到医院的日常运作和管理中去。但是，受到原有的制度影响，一些工作者在实现成本核算的时候出现了形式化严重的问题，直接影响了成本模式的落实，为医院的后期发展留下了隐患，不利于整体进步。

（二）核算技术未得到有效发挥

目前，针对医院成本核算工作开展现状进行分析，可以发现其缺乏全国层面上的统一核算方法，这导致成本核算基础有所弱化。对医院成本核算工作进行分析，需要确定医院各科室在岗人员数量，明确具体的财产物资计算方法，并对财务转移、报废以及盘点等制度进行建立，完善成本核算记录。但一些医院的成本核算往往只作为分配奖金的相关手段，所采取的分摊方式相对简单，这也导致成本核算比较粗略，缺乏针对性，无法对医院成本管理的真实性进行充分反映。比如，在医院成本项目当中并没有计算到各类基金列支费用、固定资产的购置和建造支出、对外投资支出、医疗纠纷赔偿、无形资产购入以及有经费来源的科研教学等项目开支。

（三）核算管理体系有待健全

在改革发展的今天，医院要成立专门的成本核算部门，对各项内容进行管理。但是在具体管理的时候，由于重视度低、体系管理制度不完善，导致成本核算人员在具体核算的时候，在不确保平整的状态下进行，影响了医院成本核算的准确性，为后续医院经济决策造成风险。如果不合理地进行风险规避，将直接影响医院的整体发展。

（四）成本核算全面性不足

在成本核算的工作上，全面审核不足是重要的问题。当前，很多医院的成本核算都是依靠专业的部门，财务部门在具体发展中承担的压力比较大，成本核算的相关工作要财务部门逐一进行审核，限制了新财务会计制度的落实，同时不能确保各项成本核算内容的落实，导致医院的竞争力下降。

（五）成本核算软件开发滞后

现如今，我国多数医院对先进成本核算软件的引进和应用还不够充分，这导致其在开展成本核算工作时仍然采用手工方式，未能及时共享财务数据信息。具体来说，由于医院自身的临床科室相对较多，而且相关成本信息也十分复杂，一旦没有对财务软件加强应用，将会对成本核算工作的准确性产生影响，也会阻碍成本核算工作的顺利开展。在此过程中，如果数据使用不够规范，将会直接影响成本核算工作的准确性，降低成本核算工作质量，不利于医院自身的健康发展。

（六）成本核算和预算编制方法不够精细

在医院成本管理过程中，财务部门开展成本管控、采用科学的成本费用核算方法对于医院成本控制效果起到重要的作用。有的医院成本管理部门的会计人员采用的成本费用核算方法不够科学，成本核算方法相对落后，导致医院成本费用核算精准度不高。有的财务人员没有结合医院经营状况进行相应的医疗救治服务成本核算工作，对医疗救治服务项目中发生的成本费用没有按照成本构成确定成本费用核算方案，并选择相应的成本核算方法，造成医院医疗救治服务成本费用数据不真实。有的医院对成本预算工作不够重视，成本预算编制主要以上年度成本费用数据为基础，结合每年的计划增长比率编制下年度的成本费用及资金预算数据，成本费用预算编制不够科学。采用固定预算编制方法，会造成成本预算指标单一，而医院一般采用收支控制方法，成本费用数据不够准确，依据不准确的成本费用数据为基础编制预算，成本费用预算数据就不能起到控制实际发生的成本费用的作用。有的医院每年的计划增长比率长期固定不变，不能与外部市场环境和医院经营管理的实际情况结合起来做出相应的调整，会导致医院发生成本费用预算执行力不足、约束力不强的状况，使医院成本费用预算流于形式，不能充分发挥成本费用预算对实际发生成本费用的管控作用。

二、医院成本管理现状分析

（一）成本管理认识片面

受医改政策的影响，医院开始实行单病种、DRG、DIP 付费的改革，医院对成本核算工作的重视程度有所提高。但是大部分医院的成本核算作用仍停留在填制上级部门所需报表以及为分配医务人员绩效提供数据参照，这使得成本核算通常以事后核算为主，以科室直接耗费资源为主要参考指标，导致成本核算工作流于形式，实质作用发挥受限。在成本事后控制的管理方式中，往往仅关注成本核算结果，而非产生成本的业务过程，导致业务活动成本缺乏事前预测与事中控制，整体统筹控制力度不足。医院的资金用途广泛，涉及药品、耗材、设备采购、人员经费支出等方面，这使得医院的成本管理工作复杂烦琐，涉及医院的各方面工作。同时，医院各科室间存在大量互相合作、相互提供服务的情况，这也增加了医院成本核算的难度。

大部分人员对成本管理的认知片面，甚至存在错误观念，认为成本管理工作由财务部门全权负责，导致业务管理部门、临床一线工作人员控制成本的意识不强，未将管理意识融入日常工作中。医院对成本管理认知片面，导致医院成本管理在人员及机构设置等方面存在明显不足，会出现成本预算编制粗放、成本控制制度缺失及成本考核评价机制不完善等问题。因此，加强和提升人员成本管理意识与能力尤为重要。

（二）成本管理制度缺失

在全新制度下，医院自身的成本管理制度表现出一定的缺失现象。比如，在收入和支出的确定方面，医院临床科室的收入可以具体分为直接医疗收入、药品收入、间接医疗收入和特殊科室收入四部分。其中，直接医疗收入主要是指临床医护人员对病人直接实施的相关治疗和医疗检查等收入，如治疗费、诊疗费、床位费及护理费等，对该部分医疗收入会全额计入临床科室。而药品收入并不在临床科室当中计入。间接医疗收入主要是指由临床医护人员进行申请，并由其他科室完成具体的治疗和检查等收入，如功能检查、放射检查等项目收入，间接医疗收入的30％会在临床科室当中计入。特殊科室收入主要是指临床科室在重症监护室以及手术室等科室所产生的具体收入。临床科室支出主要包括直接支出和间接支出两种类型。直接支出主要是指可以在医疗组中直接计入的支出，具体包括五险一金、人员工资、本月工作量指标考核支出、福利性支出、卫生材料支出、办公用品、低值易耗品、专用设备折旧及公务费支出等。间接支出主要是指不能在医疗组中直接计入的支出，具体包括公用消耗分摊及共用固定资产折旧。结合目前医院的收入和支出管理体系进行分析，可以发现其并没有精细化核算医院成本，而且参与成本核算的相关人员没有合理分配所有费用，也未对单位成本和总成本之间的关系进行精确，这也导致管理成本数据缺乏真实性。

（三）成本管理体系不健全

首先，成本核算工作缺乏全面性与彻底性，无法满足精细化管理要求。成本核算是成本管理的基础，虽然国家对医院全成本核算方式有明确的规定，但各医院在落地实施过程中，往往由于财务、医保、物价、运营管理、医务、药剂、护理、信息、人事、后勤、设备、资产、病案统计等相关职能部门未能全面彻底履行成本核算各环节任务，从而导致难以获取业务数据、所获业务数据不全或失真，造成医院各级成本分摊往往简单地以收入数据为基础，不够准确、精细。

其次，成本分析的作用价值尚未充分体现。核算工作的开展受多种因素影响，核算基础的不精确会导致分析结果与实际情况存在较大偏差，更遑论用分析结果为决策层提供决策建议，在这种情况下，医院领导层愈加不重视成本分析工作，成本核算、分析工作也更加难以开展，产生恶性循环。

最后，医院职工的成本控制意识不强，导致成本控制制度缺乏可行性；成本控制方法固化、监督工作落实不到位等，导致管控措施效果不理想。

除此之外，医院在成本的内部控制方面缺乏有效监督，医院的管理决策层缺乏专业的财务管理知识，相对于成本控制，更注重设备的精度等性能拓展以及服务量的扩大。成本审计工作也流于形式，甚至未建立内部审计机构。

（四）成本管理流程不健全

目前，医院的成本管理工作并没有真正落实到各科室中。在医院现行的成本管理工作中存在"重绩效、轻分析"的情况，成本核算工作只是医院计算绩效奖金的步骤，没有实行有效的、深入的成本分析。这不利于医院的成本控制。想将医院的情况真实展现出来，想为医院管理者的有关决策提供有力的数据支持，想保证成本精细化管理的成效，那么，精细化的成本分析势在必行。

（五）成本管理信息化建设不完善

由于医院的公益性特征，医院最注重医疗救治服务质量和效率。有的公立医院对内部成本管理信息系统的建设不够完善，有的成本项目没有纳入管理系统之内，医院的医疗救治服务信息系统与财务管理信息系统不能有效兼容，各部门管理系统之间的数据在传递、信息格式等方面不够统一，导致医院在经营管理中不能形成统一的财务信息数据链条，医院内部成本管控数据信息提供不及时，影响了数据采集的精准性。有的医院管理层没有意识到成本管控的重要作用，不重视成本管控工作，在信息化建设中投入资金偏少，导致医院成本管控信息化水平偏低。部分医院成本管控数据信息量大，项目种类多，在对数据处理方面相关软件运行系统达不到要求，有的医院在成本管控信息化建设方面甚至没有形成系统体系，影响了医院成本管控工作的正常开展，导致医院成本费用管控不利、成本费用数据不真实，不能为领导层决策提供有效的成本信息，影响了成本决策的科学性。

（六）人才素质参差不齐

医院成本管理工作的专业性强，但大部分财务人员的专业知识技能更新缓慢，无法高效利用专业知识和技能解决成本管理问题，导致直接与间接成本管理的维度及高度不足，成本核算结果不受重视，使医院领导层无法放心赋能。同时人员的专业知识和技能的更新缓慢使成本核算仍停留在初级阶段，只记录过去所花费的费用，进行基础的报表取数，无法进行深入与专业的成本分析，无法为成本控制献计献策。医院缺乏专业的成本管理人才会导致成本管理不到位，管理工作质量停滞不前。医院普遍存在轻管理与重业务的现象，对成本管理人才的培养教育不重视，甚至存在无专职成本管理人员等情况，不利于财务人员的思想与思路创新。成本管理工作往往需要协调各方，若财务人员与各部门间沟通不顺畅，也容易出现责任推诿等问题。

（七）成本分析层次低

医院的大部分成本分析工作，仅停留在直接成本报表层面，拓展力度不足，不具备共享理念，不能实现数据的有效收集与加工，导致数据分析不准确，无法充分挖掘数据隐藏的管理问题。如在取消药品加成后，在现有的收费管理体系下，医院主要通过医技科室检查、化验获取收益，尚未从成本结构入手分析固定费用摊销与人员、耗材等成本占比的影响。成本控制与分析方法滞后，无法满足现代化管理需求，这样不利于实现业财融合。成本管理人员对 DIP 付费等医改所要求的精细化管理理念以及全成本核算方式等方法的应用不了解，不利于推动医院成本管理工作的转型升级，无法有效解决核算数据不准确与核算内容不精细的问题，无法充分反应医院的发展情况，更不能为领导管理决策提供价值依据，确保成本管理目标的实现。

（八）成本控制管理手段落后

随着经济社会的不断发展，医院类型及业务量不断扩展，医院财务、效益的核算、评价也越来越复杂，传统的成本核算模式已无法满足医院精细化成本控制与管理的需求，尤其在信息技术、智能技术、网络技术广泛应用的今天，传统核算模式和管理方式不仅无法有效归集与分析各科室、各项目业务数据和财务数据，无法正确指导成本预算管理工作，造成成本管理工作不精准，将影响医院整个运行成本控制与管理工作效果，而且重复又繁重的工作量占用了核算人员大量的工作时间，在增加核算人员工作负荷量和统计失误率的同时，影响对医院全成本数据深层次的分析，影响医院未来发展决策。不可否认的是，目前多数医院在信息化投入与管理方面仍旧薄弱，个别医院还存在医疗信息与财务信息无法对接的问题，既难以保证财务部门与医疗各科室各部门的有效沟通，无法保证成本数据的真实性和完整性，使成本核算工作效率大大降低，又无法有效降低医院的运行成本，使成本核算在反映医院整体经济活动上受限。

（九）成本管理考核激励制度不完善

目前，虽然多数医院都建立了相对完善的考核激励机制，但还有一些科室领导对该制度没有足够重视，这也导致此制度的执行不够有效，使建立该制度浮于表面。在实际实施过程当中，医院预算指标并未在各个科室当中得到细化，也没有在各科室负责人身上得到有效落实，缺乏具体的奖励和惩罚制度，最终导致科室员工对预算目标不够明确，对目标的实施也产生了阻碍。成本管理考核激励制度对医院成本的管理工作的开展具有重要意义，但由于相关制度不够完善，进而导致其未能有效发挥作用，也会降低成本管理人员自身的工作积极性，不利于医院成本管理水平的提高。

第二节　医院成本核算与管理实务

一、医院成本的核算

（一）医院成本核算概述

1. 医院成本的概念

成本是商品经济的价值范畴，是商品价值的组成部分。人们要进行生产经营活动或达到一定的目的，就必须耗费一定的资源，其所耗费资源的货币表现及其对象化称为成本。医院成本指的是为实施医疗服务即实现医院内产生价值的内部活动的过程中耗费资源用货币计量的经济价值。

2. 医院成本的构成

按照原卫生部和财政部颁布的《医院会计制度》和《医院财务制度》规定，根据成本核算目的的不同，医院成本核算分为医疗业务成本、医疗成本、医疗全成本和医院全成本四类。

（1）医疗业务成本

医疗业务成本是医院开展医疗服务及其辅助活动发生的各项费用，包括人员经费、耗用的药品及卫生材料费用、固定资产折旧费、无形资产摊销费、提取医疗风险基金和其他费用。

（2）医疗成本

医疗成本是在医疗业务成本基础上加上行政后勤类科室发生的各项耗费，不包括财政项目补助支出和科教项目支出形成的固定资产折旧、无形资产摊销和库存物资等。

（3）医疗全成本

医疗全成本是在医疗成本基础上加上财政项目补助支出形成的固定资产折旧、无形资产摊销和库存物资等。

（4）医院全成本

医院全成本是指医院为开展医疗服务活动，在医疗全成本基础上加上科教项目支出形成的固定资产折旧、无形资产摊销和库存物资等。

3. 医院成本核算的对象

医院成本核算对象具体为以下几类。

（1）科室成本

以科室为单元，将医院业务活动中所发生的各种耗费进行归集和分配，计算科室成本。

（2）诊次成本

诊次成本是把科室成本的门诊总成本进一步分摊到门急诊人次，计算每一个诊次的成本。诊次成本是门诊成本总额和科室门急诊人次的比值。计算方法为：

诊次成本＝该科室门诊成本总额 ÷ 该科室门急诊人次

院级诊次成本＝∑门诊科室成本总额 ÷∑科室门急诊人次

（3）床日成本

床日成本是以床日为核算对象，将科室住院总成本直接以每个人居住在医院的天数作为标准进行分摊。计算方法为：

某科室住院床日成本＝该科室住院成本总数额 ÷ 该科室问诊人员总床日数

院级床日成本＝∑住院科室成本总数额 ÷∑科室问诊人员总床日数

（4）医疗服务项目

将某个科室具体的医疗服务项目作为对象，计算科室成本之后进一步计算床日成本和诊次成本。

（5）病种成本

病种成本核算是以病种为核算对象，按一定流程和方法归集相关费用计算科室中每一个病种成本。

4. 医院成本核算的变化

财政部关于印发《政府会计制度——行政事业单位会计科目和报表》的通知中明确提出，自 2019 年 1 月 1 日起废除和停止执行《医院会计制度》和《基层医疗卫生机构会计制度》，从目前发布的有关文件新医院会计准则来看，无论是在记账规则、核算方法都与以往的制度有较大的区别，主要体现在以下几个方面。

首先，医院核算基础由收付实现制改为权责发生制，明确医院会计科目分类，以满足成本核算精细化的要求。比如将原有的修购基金转为计提折旧，不再根据医院收入或结余进行计提，真实反映固定资产现有价值，准确体现资产负债率。

其次，全面加强医院会计监督预算管理，也就是确立了兼顾财务管理和预算管理双目标、双基础的会计模式。这不仅强调医院是公益性机构，其服务价值是满足广大普通民众健康需求，而且可以通过核定收支、以收抵支、差额补助等预算管理办法，增强医疗机构成本构成的透明度，在加强成本控制的同时，制约不合理收费现象，如"待冲基金"这一会计科目，可对财政性购买资金购买固定资产支出进行计提，既可以反映预算支出，又不增加成本费用，充分体现了预算信息和财务信息。

再次，随着医院外部经济环境的变化，新会计制度调整了一些会计科目的使用，以确保成本核算合理性和实用性，促进医院会计信息的真实性。比如在新医院会计制度里取消"药品加成"核算科目，将医疗和药品进行总体会计核算，既可以改变过去以药养医的现象，弱化医院不规范的行为，又可以避免因充"管理费用"不当造成误解。

最后，新医院会计制度最大的亮点是增加成本报表体系，对成本管理对象、目标，成本分摊流程以及成本分析均做出明确规定，可以将医院成本从不同层面、不同角度清晰呈现，在加强自身运营管理的同时，强化成本控制考评医疗服务的效率。

5. 医院成本核算的意义

（1）有利于优化内部资源配置

在新财务会计制度之下，对企业的资产进行划分，需要按照是否具有流动性的特征来进行分类，可以将其分为流动资产以及无形资产等。但医院的内部资源情况比较复杂，只是依靠分散单位来完成资源管理，不但会让资源管理的效率变得更低，而且会给人力、物力造成极大的浪费。所以必须要从宏观的角度管理医院的资源，使医院的各个部门的实际情况都能够有所好转，并以此为基础合理地制订成本计划，让每一个部门都能够更加有效地完成相关的工作，使资源优化的目标得以实现。通过这样的方式，不但能够让浪费现象有所缓解，同时也可以落实工作。不仅如此，在配置内部资源的过程当中，需要以实际情况为基础有效地核算成本，以市场情况为根本，适当地进行调整。

医院成本核算的工作，可以帮助医院合理地对资源进行配置，同时也可以帮助医院进行内部管理，完成医院内部结构调整的工作。其中主要包括人员调整以及物资设备合理使用，还有提升资源利用率等。医院成本核算可以帮助资金使用率提升，医院利用成本核算可以掌握各科室的盈亏情况，同时也可以指导领导者对决策做出更加合理的建议。通过这种方式，还可以使收入结构调整得到指导。不仅如此，成本核算的工作也可以帮助医院及时完成预算管理工作，对成本消耗进行控制，同时可以让患者负担减轻，从而在参与市场竞争的过程当中，让资源获得优化配置。

（2）有利于政府进行准确的资金扶持

在一般情况下，医院的资金大多来自两个不同的方面，一方面指的是自身经营的资金，而另一方面主要指的就是政府扶持的资金。把新财务会计制度引入医院成本的核算里，可以让医院内部的资源投入以及核算工作都获得更加有效的保障，通过这样的方式，医院可以更加全面地掌握经营的情况，而政府也可以适当地调整扶持的资金。医院扶持资金最为主要的原动力之一就是政府，如果成本核算缺乏准确性，政府很难准确地了解医院的经营情况，这样不但会让社会资源产生失衡，造成不良的影响，而且对于医院发展也会产生严重的影响。

（3）有利于保障医院经营策略正确性

在新财务会计制度当中规定，会计核算对象主要是企业所产生的各种交易或者事项，以及对于企业的生产经营活动进行有效的记录以及反应。医院必须要更加准确地进行经营，可以让医院的发展、战略制定以及工作实施都产生有利的影响。为了有效地制定标准经营的策略，医院要能够把实际的发展情况作为基础，以此为根本，有效地制定相关的策略，不断地完善医院成本核算的工作，通过这样的方式，让医院经营策略起到正向促进的作用。

医院的决策者以及财务工作人员在双方进行交流的过程当中，要能够从成本方面入手，全面地了解医院的发展情况以及限制因素，同时有效地制定合理工作的方向。不仅如此，管理人员也要改进医院的相应制度，对之后的发展方向起到更加有效的指引作用。

（4）有利于提升医疗服务质量

在目前新财务会计制度的环境当中，有效核算医院成本是非常重要的，通过这样的方式，可以充分地了解医院整体成本的情况。这一项成本不仅仅包括了技术以及设备方面的成本，同时也包括了人员方面的成本。对于各项不同的成本进行整理以及分析，可以明确医院发展的具体因素，从而及时了解以及修改工作当中所存在的问题，不但可以让服务成本获得有效地降低，而且可以给患者提供更加先进的服务，提升患者的满意度。患者给予充分的信赖以及支持，可以让医院获得进步和发展，所以医院服务最基础的宗旨就是要让患者获得优质服务，而医院的成本核算工作可以有效地改善医院服务的质量。

（5）有利于医院提升经济效益

在社会主义市场经济繁荣发展的背景之下，医院发展也必须要和市场需求相一致，要能够面对市场当中所产生的变化和挑战，同时也必须要让成本管理的工作有所落实，对成本核算工作重视起来。医院参与到市场活动当中，不仅仅指的是市场活动，同时还包括了和医院有关的市场竞争方面的事务。医院参与到这些事务当中，主要是为了能够从市场竞争当中获取更多的利益。因此，医院采取实施低成本战略、降低成本、提升效益的方式，最终可以实现效益最大化的基础要求。

（6）为制定医疗物价和修改医保政策提供依据

目前，医院资金大部分都是来源于政府的补助、医疗卫生的收入和药品收入，这几种不同的收入构成了医院经济主体。但事实上，政府对医疗资金的投入难免有所不足，这也让医疗价格受到非常严重的影响，而医疗服务价值也会因此大打折扣。医院药品收入难以弥补医院亏损，因此有一些医院出现了生存危机，其发展也受到不良的影响，医院的收支结余亏损非常严重。采取成本核算的方式，不仅能够为医院制定医药价格提供更多的数据支持，同时也可以让医保政策得到修改的数据，给财政补偿提供更多的基础，因此医院的成本核算意义是非常显著的。

6. 医院成本核算与管理的联系

1982年，唐呈祥认为现有会计制度不能满足医院成本核算与管理的需求，应另行设置一套成本核算与管理制度，并同业务收入进行比较分析，同时以医疗服务项目的收费价格为基础，计算和分摊医疗费用水平，来反映医院的管理水平。

1999 年，彭奕等认为目前的成本核算无法全面展开是因为医院对成本核算与管理的意识不强、成本认识不够。2001 年，周瑞在此方面进行了深入探讨，认为无法顺利实施成本核算是管理体制问题，医疗市场供需矛盾存在，医疗保障体制及管理体制不完善。2003 年，邢斌认为我国加入 WTO 后，医疗行业面临着史无前例的大型变革，医疗行业竞争激励，面对如此日益严峻的挑战，医院根据市场的发展，将成本管理由粗放型向精细型发展，才能提高医院的竞争力。此外，2004 年，曹水新认为通过正确划分计算各科室费用来精确核算各科室成本并与综合评价考核结合起来，从而控制医疗成本增长的趋势，提高资金的使用效率，可以提高医院经济效益。2005 年，唐宗全认为随着医院规模的不断扩大，成本核算的难度也逐渐加大，成本精确核算对医院至关重要。但是，医院对成本核算重要性的认识还很不够，其核算与管理系统不够完善，数据不够真实，进而导致成本的核算与管控不够科学、合理。

综上可以看出，现存的医院成本核算方法无法满足医院管理的需求。对此，2007 年，赵存现和李景波认为医院成本核算应该是对医院和医疗服务项目成本的核算，并将成本核算与医疗服务、医技质量结合，建立一套较完善成本核算系统和绩效评价体系，提高医院医务人员的成本意识，规范各项工作的实施，从而提高医院的经济效益。2011 年，威勒特（L.Waehlert）认为医院需要充分利用成本管理工具和模型来有效控制成本和进行战略决策，这样才能保证医院的生存和发展。2012 年，郑大喜提出将医院信息系统、成本核算系统、固定资产系统、绩效管理系统等系统中的信息整合到经济管理信息平台，实现各科室之间各环节成本信息的实时交换与共享，并找出成本变动规律以及影响因素，为管理者提供全面准确的核算信息，可以加强成本控制，实现成本最优化。2014 年，董飚等认为部分医院只是将成本控制作为医院的财务问题进行处理，医务人员成本控制意识不强，成本控制体系不完善，严重影响了医院的继续发展。2014 年，汪丹梅等通过调查发现，尚有三分之一的医院仍实行粗放型的成本核算方式，没有对科室以及具体医疗服务项目进行精细化核算。医院还需将成本核算以及医院全过程成本控制与医院的战略、预算、绩效管理相融合，建立全过程成本管理系统。

2016 年，王成等认为医院应该尽快制定病种成本核算办法，细化科室成本核算方法，规范医疗项目成本核算，健全医院成本核算管理体系。2017 年，蔡美忍认为医院要结合自身的情况，优化成本核算流程，完善成本管理制度，对医院进行全面的成本管理与控制。2019 年，郑磊认为医院应该从自身组织管理结构的发展与完善出发，不应只单纯以科室为单位进行成本核算，应该立足于医院整体进行成本核算，建立较为科学、合理、全面、完善的成本管理体系。2020年，刘雷欣认为医院应该改进简单粗放型管理模式，进行精细化财务核算与成本管理，对成本进行全方位的分析和管理，进而助力公立医院向深层次发展。2020年，夏萍认为我国医院尚未形成规范化的成本核算体系，《基本指引》的出台可以促进医院加强成本核算与管理工作，提升医院成本管理水平和运行效率。2021年2月3日，《公立医院成本核算规范》（下称《规范》）出台，2021年，张培琳研究认为《规范》标准化医院成本基础数据集成、科室归类与编码等，有利于医院成本一体化的计算流程，可以破解不同支付基准定价基础"成本虚化"问题，为医院预算与绩效管理一体化打下基础。

（二）医院成本核算实务分析

1. 医院科室成本核算

医院根据会计分期和权责发生制原则，从医院不同信息系统中提取成本核算所需要的基础信息数据，按收入、费用或支出明细项目采集到相应科室单元。

医院在计算科室业务成本时先按各科室进行成本归集，划分科室直接成本和间接成本。

（1）科室直接成本的核算

科室直接成本是科室为开展医疗服务活动而直接发生的各种消耗，指在会计核算中能够直接归集到成本核算单元，形成成本的费用，又分为直接计入成本和计算计入成本。其中，直接计入成本是指各科室可以直接计入的成本费用；计算计入成本是指各科室不能直接计入、需要分摊计算的成本费用，包括公用成本等。

（2）科室间接成本的核算

科室间接成本是指无法直接归集到成本核算单元，在开展医疗服务活动时科室间接发生的各种费用。按照四类三级分摊方法，分项逐级分步结转，依次对行政后勤类科室成本、医辅类科室成本、医技类科室成本进行结转，形成临床服务类科室医疗成本。

2. 医院医疗服务项目成本核算

医疗服务项目成本核算是以临床服务科室及医疗技术科室二次分摊后的科室成本减去药品成本与单独收费材料成本为基础，以各科室开展的医疗项目为对象，归集和分配各项支出，计算出各科室所开展医疗项目单位成本的过程。医疗服务项目成本核算包括直接成本核算和间接成本核算。

（1）医院医疗服务项目直接成本核算

医疗服务项目直接成本分为直接计入成本与计算计入成本。直接计入成本是指在能够直接且唯一归集到某一个医疗服务项目的成本。计算计入成本是指在核算过程中能够直接归集到多个医疗服务项目，需要通过计算计入的方式计入的成本。医院计入医疗服务项目的直接成本项目包括人员经费、直接材料费用、固定资产折旧费用。

（2）医院医疗服务项目间接成本核算

医院医疗服务项目的间接成本是根据科室二级分摊结果减去单独收费材料成本、药品成本以及直接成本得出的。

3. 医院病种成本核算

病种成本核算是在医疗服务项目成本基础上进行计算的，医院采用"主要诊断＋主要手术操作"相结合的方式确定病种，诊断编码采用国际疾病分类编码ICD-10，手术操作编码采用 ICD-9-CM-3，再按照一定流程和方法归集相关费用。收集时先计算出单个病历的成本，再运用项目叠加法进行加权平均计算出各个科室各病种的成本。

（1）归集单个病历成本

将单个病历所消耗的所有单独收费材料成本、医疗服务项目成本、药品成本进行归集，得到该病历成本。

（2）归集各病种成本

将各病种所含病历成本加权平均计算，得到各个病种成本。

二、医院成本的管理

（一）医院成本管理概述

1. 医院成本管理的含义

成本管理是指通过核算成本信息数据，开展成本分析，提出控制成本措施，以达到降低成本目的的活动。成本管理是由成本预算、成本核算、成本控制和成本绩效评价四个要素构成的统一体系，是企业实施财务管理的基础。成本管理的目的是控制成本、规范服务流程、提高服务效率和企业竞争力。

从目前的医疗行业迅速发展的现状来看，成本对很多医院的可持续发展产生了阻碍和制约的作用，收入中成本占比过高势必造成净利润率低，对自身发展造成不利影响的同时，也造成了极大的社会资源浪费。成本控制管理就是根据既定的目标，对经营活动中造成的劳动耗费，予以调节和约束，纠正偏差，使其与既定的成本目标相吻合。成本管理的内涵有广义狭义之分。狭义的成本管理意味着过程控制或日常成本管理，是遵照有序的规则，通过对经营过程中产生的各项成本的准确计量，采取措施纠正偏差，确保目标成本的达成。通过运用这种管理方法，有利于医院管理者衡量医院管理状况，增加医院经济效益，创造出更大的价值。广义的成本管理由事前成本控制、事中成本核算和事后成本分析组成。事前成本控制发生在生产经营周期开始时，通过科学制定产品的目标成本、编制成本预算、科学决策后选定一个科学合理的成本方案以备今后执行。事中成本核算指的是在运营过程中实施成本管理。事后成本分析则是在成本产生后综合分析出现问题，对于偏离了目标成本发生的实际成本部分，找寻差异发生的主客观因素，进而据此改进以后的成本管理工作。

2. 医院成本管理的内容

（1）成本预算

成本预算是医院顺利开展成本管理的重要环节，财务科根据医院未来发展战略目标，以医院科室为单位，以各项成本支出费用为载体，编制科学系统的预算方案。这项工作的顺利执行有利于医院开展成本管理工作，同时它也能为医院的成本控制提供参考依据。

（2）成本核算

成本核算是医院成本管理的核心环节，是指医院将各项成本费用按照一定的标准进行归集、计算。成本核算这一流程，有助于医院减少浪费，合理配置资源，实现利益最大化。

（3）成本控制

医院进行成本管理的最终目标是控制经营成本。通过分析各单位的成本核算数据结果，与成本预算的数据进行对比，寻找存在问题的服务项目，并提出帮助科室降低成本的措施，以改善成本过高或成本分摊不足的问题，降低医院整体成本。

（4）成本绩效评价

成本绩效评价是用于评估医院成本控制有效性的。医院通过设置相关成本指标，按季度或年度对职工成本管理工作完成情况进行考核。成本绩效评价能有效调动职工工作积极性，提升医疗服务质量，便于医院开展内部管理。

3. 医院成本管理的特点

（1）以预算管理方式为主

在我国经济体制下，政府投资建设的医院是非营利性以及公益性的事业单位，收入和支出纳入国家预算管理体系，按照国家卫健委制定的规范要求执行全面预算管理制度。医院是接受政府财政拨款的单位，首先注重的是医院的公益性，其次才是自身的效益。因此，大多数医院在我国经济体制下考虑的多是通过调整财政管理方式以调整预算从而达到政府拨款预算平衡的目的，成本管理主要以预算管理为基础，在内部没有执行规范的成本管理制度。

（2）成本核算内容较多

由于医院不同于其他企业，其组织结构较为复杂，成本核算内容较多，医院成本支出费用所涉及的成本类型也同样复杂多变。随着我国医疗技术的不断发展，诊疗技术也变得复杂多样。首先从医院组织结构来说，大型综合医院涉及多个科室，比如消化内科、皮肤科等。每个科室工作流程不同，产生的成本费用以及需要核算的成本项目也不相同，财务科需要收集众多科室的财务数据展开核算。其次，在医院的科室之间存在业务交叉，使成本核算更添复杂性，比如门诊科室在诊疗过程中需要配合医疗技术科室的检查来进行诊断，那么相关成本核算内容更为复杂。最后，相同的病种诊疗方式也不相同，比如精神疾病有的通过药物进行治疗，有的患者通过心理治疗或是物理治疗缓解病情，治疗方法的不断变化，也使成本核算内容复杂多样。

（3）成本控制动力不足

一方面，随着我国经济条件不断优化，人们愈发看重医院医疗服务的质量和水平，一些社会评价口碑较好的医院吸引更多的患者前去就医，优之更优，长此以往使一些医院难以与其抗衡，甚至还有一些专科医院处于垄断地位。另一方面，我国的医院也被划分为不同的等级层次，在不同等级的医院，医疗保险报销比例也会不同，比如市三级医院的报销比例要比市二级医院要高，为有不同需求的患者提供服务，同时有的医保患者在医保政策的规定下有定点就诊医院，因此，相对来说医院之间的竞争力是较小的。近年来，民营医院的数量不断增长，虽在理论上看似对体制内的医院造成影响，但是实际上影响是较小的，因为选择在民营医院就诊的多是选择自费就诊的患者，与体制内的医院存在较小的市场重合，也就是说，民营医院对于体制内医院冲击力较小。同时近年来在国家医保局严厉打击欺保骗保的举措下，民营医院的一些违规操作都难逃检查，消费者也多不予支持，因此纵观全局，体制内的医院长期处于"养尊处优"的状态，从而导致成本控制的动力不足。

4. 医院成本管理的理论基础

（1）成本动因理论

成本动因理论是由科次提出的，他认为"成本动因影响并驱动企业成本的变化"。多年来，企业将传统的成本动因理论作为指导成本管理工作的重要理论依据，作业成本动因强调业务量对成本变动的影响，随着企业经营中战略管理理论的凸显，战略成本动因理论出现了。对于医院来说，预算管理作为制定年度财务收支计划的依据，是对医院资金来源渠道、财务收支规模各项计划与任务的具体体现，也是医院进行各项财务活动的本质依据，是医院的经营活动的命脉，可以说，医院管理目标的实现取决于预算的控制情况。医院各项成本费用管理是一系列科学系统的管理工作，通过探索降低成本的途径，在生产运营中达到降低生产资源耗费的效果。通过理论梳理，我们可以发现不同成本动因理论是基础、发展和升华的关系，它们的发展并不是一朝一夕形成的，而是不断交融互为存在的过程。

（2）全面成本管理理论

全面成本管理是企业现代成本运动规律的准绳，它改善和优化了成本结构和成本管理，同时规避了成本风险，实行对企业经营管理全面、全员、全方位、全过程的动态多维思想体系。

成本管理理论是对企业资源耗费进行预算控制的理论、方法和程序的总称，主要运用了管理学的理论和方法，15世纪中期就出现了，但到了19世纪20年代后期才得以发展。到现在为止，成本管理理论走过了萌芽期、形成期、发展期，到达成熟期。1889年，英国诺顿提出成本由主要成本和间接费用两部分构成，制造成本模式是由其构建而成的。1911年，泰勒提出可以运用科学管理，通过管理方法的标准化来提高劳动生产率。到了20世纪50年代，科学技术迅猛发展大规模应用于生产中，企业间接成本占比加大，传统的成本核算不能满足产品生产成本的计算，因此作业成本法、全面预算管理、战略管理会计等先进理念就成了财务管理的标配。全面预算管理是一种现代企业管理模式，集诸多理论为一体，包括了确定预算目标、编制预算草案、预算的执行、控制调整、考评奖惩等很多环节，使成本管理的工作重心从事中管理控制前移为事前预测控制，将计划和规划、约束和激励、协调和沟通、监督和控制、评价和考核融合在一起。通过全面成本管理，医院更加关注内部资源配置和可持续发展，全面整合资金、人力资源、信息和作业。此外，全面成本管理与医院战略目标关系密切，将战略目标分解后分给各个科室，就此对科室成本进行预算编制及调整，使医院构建完整的数据处理体系，实现整体的战略结合，通过调整监督经营活动实现全面成本管理和医院战略目标。

（3）约束理论

约束理论是一种管理哲学，它保障并改进企业生产经营活动，定义和消除制约因素。其具体表现是当企业在经营过程中的资源数量固定时，限制企业发展的因素即约束条件。企业要对该条件进行查找识别，因为企业所有的生产经营活动都与该决议决策相关，通过不断对约束条件进行识别，直到该约束条件不能再对企业的经营活动产生限制，新的制约企业发展的约束条件又会被识别出来。不断找出对企业发展起制约效果的因子，并将其打破，循环往复，提高企业管理效率。

约束理论常与内部控制相联系，对约束因子的识别过程由董事会、经理层、监事会和全体职工完成，对控制目标的实现起保障作用，突出强调内部控制是由企业董事会等成员实施的，有利于树立全面、全员、全过程控制的理念。全过程既表示企业运营活动的全过程中，内部控制都会发挥作用；也代表风险控制的全过程，内部控制要在企业分析识别应对风险的全过程中体现出来；同时在进行财务数据相关收集采纳过程时，内部控制也参与其中。对企业运营产生约束条件的内部控制贯穿于企业生产经营的始终，并不是只有某几个环节需要内部控制，这也有利于对控制成本的节约，但相关约束条件只能提供相对的保障，并不是绝对的。

为了适应现代化经济社会快速发展的需要，任何企事业单位都需要不断对约束条件进行识别和破除，对医院来说，在控制成本过程中更要通过分析计算，及时识别约束条件，可以通过多元回归分析方法，建立模型，研究医疗成本与住院天数、使用的医疗项目、患者病情、对人力成本的消耗等因素的关系，通过统计学的理论，识别不同变量对医疗成本的影响程度，将所占权重大的因素定义为约束条件，接下来就是调整方案打破约束条件。从目前来看，医院应尽快找到使门诊均次费用、住院均次费用及部分项目、病种成本不断升高的因素，不断打破约束条件。

（二）高质量成本管理的积极作用

1.有助于医院管理层形成明确的成本管理意识

高质量的成本管理可以使医院管理层清醒地认识到医疗领域市场竞争形势

的严峻性，并确立竞争目标。同时，运用科学合理的成本预算、成本核算、成本分析、成本考核等方法，可以全面规范地管控医院的运营成本，合理调配人力资源，提高管理效率，从而有效提高各岗位工作人员的综合业务能力。

2. 有助于改善医院的医疗服务质量

医院依据收集到的药品出库数据和医疗服务数据，能够从整体上及时掌握医院的各项流程与运营状况，并充分利用这些数据信息更好地调配医院的各项资源。一方面，丰富的数据可以提升医院成本核算的准确度；另一方面，丰富的数据可以帮助及时改善药品费用支出过高、医疗服务收入大幅度下降的局面，也可间接缓解"看病难、看病贵"的问题，从而有效提升自身的医疗服务质量，充分发挥成本管理在医院战略管理中的作用。

3. 有助于提升医院的运营效率

对医院而言，其主要由政府机构进行投资和建立，因此也需要受到政府的直接管理。医院自身的运行机制是否科学合理，对政府管理业绩的提升具有直接影响。而在医院的运营管理过程中，需要其对成本管理工作加大重视，并有效实施成本精细化管理模式，创新具体的成本管理方式，优化成本核算工作，重新规划和分析原有成本行为与结构，从而获得相应的成本信息。这样一来，在医院的运营过程中，可以为相关管理者的战略决策制定提供有力依据，使医院自身的整体运营效率得到提升。

4. 有助于落实新《医院财务制度》

我国相关医疗改革制度的制定和实施对医院的发展提出了全新要求。在我国出台新《医院财务制度》后，相关医院想要使该制度要求得到满足，需要精细化管理医院成本，这并非单纯意义上对成本加以节约，而是需要涉及资源优化配置等一系列管理的内容和手段。而从成本精细化管理理念角度进行分析，通过采用精细化成本管理的模式，进一步扩张和创新成本功能，这对医院满足新财务制度要求具有重要的促进作用，可以更好地落实新财务制度，从而使医院发展与我国政策实施保持一致，促进医院的快速发展。

5. 有助于维护医院的公益性

医院由于本身的公益性，其大部分收入来源于政府补贴。而政府在给医院拨款的过程中，需要医院上报相关数据，如接诊能力、医疗盈余、各项耗费支出，这些数据都要依托成本管理。因此，医院只有规范成本管理，做好成本核算，才能为获取财政补贴收入提供准确的数据支撑。

6.有助于提高医院的竞争力

在医疗行业中，医院是其中重要的主体。而在新医改背景下，对医疗费用增长提出了相应的遏制要求，这也使医院自身的发展压力有所增大。在此情况下，相关医院需要加强对费用控制，合理完善成本管理工作，提升医院自身的市场竞争力。精细化成本管理模式是一类全新管理模式，可以对医保筹资总量进行有效控制。

具体来说，医院通过对精细化成本管理模式的应用，不仅可以有效控制医院费用，规范和引导医疗行为，使医保筹资总量得到有效控制，而且能降低医院的不必要成本与费用，合理节省资金，并使医院服务质量得到有效提升，帮助医院更好地开拓市场，合理进行内部调节，使医院的发展规模得到扩大，提高医院的文化建设水平。在医院发展过程中，其核心的竞争力对医院发展前景和市场份额具有决定性影响，因此需要合理运用成本精细化管理模式，全面提升医院自身的竞争优势，推动我国医院的健康发展。

第三节　医院成本管理的策略探讨

一、医院成本核算的策略

（一）实施全成本核算

医院要在公益性框架内开展经营活动，医院成本核算时应当科学划分核算单位、明确全成本核算的内容、重视监控购置折扣的处理。财会部门应不断完善成核算方法，为医院成本计算等制定科学合理的标准，提高成本核算效率。医院实施全成本核算要加强可控成本控制，规范各项实物供应管理，调节间接收入分成比例。医疗成本分为可控成本与不可控成本，其中可控变动成本随工作量变化，可以用实际发生数作为成本控制依据，对照标准及时控制成本消耗。管理费可按上年度科室纯收入占全院收入比例分摊，减少科室不同政策倾斜造成的差距，保证科室核算的公平性。

医院的财务人员通过分析准确反映成本效益关系，把管理中未知因素转化为已知因素。成本核算中心需要对成本控制跟踪管理，通过成本核算建立系统化监控体系。

（二）引用新型成本核算模式

科技手段在不断进步，在成本核算的工作当中，产生了一些新型的辅助工具以及核算模式，因此在工作时，应用新型的工具以及模式可以让成本核算工作更加准确。比如，合理地使用网络体系，可以让复杂的成本核算工作有效缩减流程，同时也可以使复杂性和难度较大的相关问题得到解决。不仅如此，有效构建在线成本核算的工作也是非常重要的，要能够及时整理资金投入的问题，并且严格控制资金开销。在新型的财务会计制度要求之下，要能够有效地设置现金以及银行存款日记账等，并且根据相关的日期有效地进行等级划分，银行存款需要根据银行和存款的种类进行一定的核算工作。

（三）提升成本核算人员的综合能力

医院的成本核算是一个复杂的过程，对工作人员自身有一定的能力要求。在制度创新的阶段要立足管理政策，从各个方面强化成本的核算管理，提升成本核算人员的专业能力，确保新财务会计制度在管理中的落实。

1. 进行组织培训

由于成本核算的内容多，在不断发展的背景下，医院的整体发展阶段需要注意的是明确组织培训的对应内容。可邀请专业的工作人员讲述新财务会计制度下的对应知识，尤其是成本核算的专业知识，部分工作人员存在知识欠缺的现象，需要给予对应的培训和指导，确保成本核算的准确性。

2. 培养职业道德

对于成本核算的工作人员而言，职业道德的培养也是重点，需要积极参与到医院的思想政治教育中去。系统的培训和指导可以强化成本核算人员的职业道德以及专业素养，规避医院成本核算中常出现的问题。人为因素可能对医院的成本核算产生影响，进行职业道德培养可以提升成本核算人员的思想境界，帮助其灵活参与到成本核算中，对成本管理保持一个好的态度，避免出现徇私舞弊的现象。

3. 明确成本核算内容

在医院的成本核算阶段，核算人员要对具体的内容有一个全面的了解，对业务收入和业务支出等仔细全面核算。住院费、挂号费和护理费等属于临床的直接收入，药品收入以及化验费用等隶属于间接收入。核算人员结合业务支出和收入等情况在成本核算的时候，应注重指令性的活动和医疗救援事故的关注，此项活动耗费的资金也比较多，可将其纳入医疗支出过程中，确保成本核算工作的全面性。

（四）建立完善的医院成本核算系统

如果医院成本的核算工作想要顺利完成，就必须要让医院成本的核算系统更加完善，可以让相关工作的效率获得更加显著的提升，使医院成本得到合理的调控。在进行成本核算的过程当中，医院运营的阶段都与核算系统的完整度是分不开的，只有更加完善的系统才能够规范医院管理人员的行为，让工作更加科学，数据更加精准。不仅如此，工作人员要能够以实际情况为基础，全面构建核算系统，让系统能够有效地解决核算过程当中产生的问题，使其更加可靠，也更加实用。

此外，核算系统是会发生变化的，核算系统需要按照实际情况不断地进行调整，并且获得有效的改进，只有通过这样的方式，才能保障成本核算以及实际支出的费用二者之间达到平衡。随着目前医疗卫生体制的不断改革，财务管理的工作也逐渐变得更加规范，这和医院所制定的成本核算体系是分不开的。在医院财务管理的过程当中，成本核算工作是非常重要的内容，也是财务工作最基础的保障，因此制定更加完善的核算体系，建立领导小组（成本核算小组、监督考核小组等）对人员职责进行明确分工，才能够让成本核算制度更加有力。医院领导以及科室负责人需要给医院成本核算的流程制定相关的制度。不仅如此，在制度落实的过程当中，也可以避免产生障碍，这对医院的工作能够起到一定的促进作用。成本核算小组的成员大多是财务人员，对于成本核算的工作非常熟悉，可以及时核算各项成本和收治工作，同时也可以绘制报表，为小组领导决策提供更多依据。监督考核小组主要是为了让医院成本核算工作能够受到严格的监督，其小组当中的工作人员的实际工作情况以及核算流程是否违规等，都是保障医院核算工作顺利展开最重要的基础，也是促使医院日常工作能够顺利展开的最基础的依据，能够有效地帮助医院提升其工作服务质量。

（五）加强医院成本核算结果导向

医院应将成本核算结果与各有关科室、院领导、上级部门反馈。首先，要多向各成本核算单元反馈该单元成本核算结果，如总额、各类型支出占比、与往期对比情况等，形成与成本核算单元一起把控数据质量的机制，聚力提升核算基础的准确性。其次，要向院内决策层反馈，主要反馈异常数据以及原因分析、改进措施，使其重视成本核算结果，助推成本核算工作的开展。最后，要多向上级主管部门反馈，让上级主管部门了解医院的真实情况，以更好地规范成本核算，强化成本核算的数据支撑作用，最终将医院成本核算结果作为医疗服务定价以及财政补助等政策的制定依据。

（六）构建完善的成本核算监督体制

监督体制对成本核算工作造成的影响是非常直接的，所以必须要有效地构建相关的监督体制。通过监督的方式，才能让成本核算的工作在展开的过程当中，及时发现其中有可能存在的问题，让问题可以第一时间被解决，从而使成本核算工作的效益能够获得更多保障。不仅如此，构建更加完善的监督体制，可以让患者获得优质服务，使医患关系能够得到改善，从而促使患者以及医生之间获得和谐相处的机会，让医院获得健康的发展。

（七）预算管理朝着核算管理发生转变

根据新财务会计制度不难发现，成本核算的加强是发展的整体方向，而且从预算管理朝着核算管理不断在发生转变。医院成本核算工作较为复杂，而且流程也比较多，只是依靠预算管理很难给医院发展提供更多的助力。利用预算管理的方式，根据成本使用的情况来预算和估计未来的工作，会让工作产生一定的误差，所以必须要调整预算管理以及核算管理相互之间的比重，让核算工作可以在开展的过程当中发挥更大的价值，从而降低医院内部财务会计当中所存在的风险。

（八）加强医院成本核算和预算编制工作

医院成本核算应根据医院经营管理要求采用四级分摊方法，根据医院经营管理流程收集直接会计核算信息，核算直接成本数据，对医院的间接性费用要确定分摊标准，正确核算间接费用数据。在进行会计核算中应贯彻执行成本费用配比、收入与收益、重要性等会计信息质量要求原则。成本核算方法应采用作业成本法、员工比重法、业务面积分摊法分项逐层分步结转方法合理分摊相关成本费用，在确定了各职能部门的成本费用标准后，在规定时间内不能随便修改成本费用标准指标。医院领导层、管理层应该重视资金投入与价值创造的关系，创新成本核算与管控方法，深化医院成本管控服务意识，以最低的资金投入为人民群众提供最好的医疗救治服务。医院成本费用目标控制与医院技术经济责任制有机结合起来，将进一步明确各职能部门责、权、利指标，采用精细化成本核算方法，对医院的重点设备采购、维护、药品损耗、运输成本、医疗废弃物处理、医院职工薪酬、办公经费等直接成本和间接费用进行有效整合核算，准确核算医院的成本费用。医院计算出年度平均成本费用标准，可结合医院下一年度的经营目标，做好医院的全面成本预算编制工作，从而为医院健康稳定发展创造更好的经营环境。

（九）落实新财务会计制度下的成本核算流程

1. 完善成本核算工作

在新财务会计制度的要求下，要注意的是不断完善医院成本的相关工作，在实施阶段必须确保数据的真实性和完整性。在进行成本核算的时候，需要严格按照成本核算的各项要求实施，各个部门之间要明确自身的工作责任，科学合理地分工。通过财务软件和业务软件等可以了解到真实的数据内容，通过各个阶段的合理化审核保证会计期间和成本会计期间的一致性，通过精细化管理建立相对完善的成本核算体系，可将成本核算落实到其他部门，比如行政管理部门、辅助管理部门等都要引起重视，积极配合完成成本核算，对各项资金管理进行审核。此外，要进一步盘点，检查部门的固定资产和货物数量等，确保在计量、盘点和汇总以及退货等阶段有明确的负责人，从而确保账目和实际负荷，只有负荷实际管理要求，才能实现成本核算。

2. 实现收入、成本资金的整理

在新的会计系统下，医院的会计审核很关键，在实施中将其放在收入以及成本会计计算中。医院的收入费用包括的是门诊、住院和手术及财政补助等方面。医院管理人员要加强对收入成本构成数据的收集，各科目的费用和科室的收入等对医院信息系统提供相对应的支持。各个科室的收入和费用等借助信息系统直接执行，在现有管理基础上，对出现的罚款现象要仔细核对，审核部门以及执行部门等要逐一进行对比和检查。针对费用数据的收集，在医院费用支持和财务会计一致性的要求下实施。通过医院费用和财务会计数据的对比，能确保财务管理系统的一致性。在实际发展中必须依据数据传输的优势，对月底结算的内容进行提前收集和分析。在收集和分类医院内部业务数据时，内部服务在医院管理过程中起到重要的作用，在实施中通过内部服务可得到比较详细的数据和信息排列等，各项数据内容对不同岗位的管理起到辅助作用。在实施的阶段要明确医疗项目的类型，正确进行优惠项目的检查，此外也要正确决定享受优惠的医疗项目，遵循谁受益谁分享的原则，提升分担费用的准确性，为相关部门的分配红利以及考核管理等提供相关的信息支持。

3. 分摊和核算处理

在新的财务会计制度下，医院的成本核算影响因素有很多，在实施中，采取四层分担形式，分摊成本加上直接成本等于各部门的总成本。审核结束之后进行主要成本分摊。供应成本的分摊是分摊成本的基础，在整个管理阶段，不能直接将其纳入科室的成本管理中，如果不能直接收取建筑维护费用、公务接待费用，会对后续管理造成不良影响。间接费用和直接费用等主要是按照供应费用的分配性质实施的，通过不同类别选择对应的供应商成本分摊的对象和方式。如果材料成本是直接成本，那么物业管理费就是间接成本。而管理成本的基础就是分配对象，在实际管理中，行政部门管理中包括人事、医院服务和财务部门等，通过合理化的管理，能规避风险，减少隐患。

二、医院成本管理的策略

（一）整合成本控制价值链

1. 明确价值链模式

为了发挥成本控制价值链的作用和优势，医院要充分考量价值活动的上游环节与下游环节，并且全面分析内部价值链和外部价值链之间的关系，平衡成本控制参数，从而积极提升综合监管效果。

（1）完善内部价值链

对于医院常规化成本监管内容而言，成本价值活动是关键。为了保证活动过程和活动内容的合理性，医院要先分析对应的因素内容，结合不同成本动因对价值活动予以全面管理。也就是说，要将药品配置内容、医疗诊断内容、医疗服务内容以及科研项目内容等进行细化，并着重关注价值活动。与此同时，要积极完善价值链相关联信息和数据的收集整理工作，分析成本价值最大化内容，以便提升医院的综合管理效果和患者的满意度，为资源利用率的全面提升奠定坚实基础。

（2）完善外部价值链

医院除了要从内部管控模式分析之外，也要全面分析外部价值链管理要素，既要从横向对具有竞争价值的医院管理机制予以系统研究，也要从纵向全面评估分析供应商和患者等，以积极提升综合管控效果。值得一提的是，在众多影响要素中，患者是非常关键的要素，要将患者的实际需求和满意度作为价值链管理的关键，保证成本控制工作和资源分配处理工作的综合效果。

2. 优化价值选择

为了提升全面预算管理体系内成本控制工作的水平，医院要借助价值链管理模式维持医院内部和外部条件价值选择的最优化，在基于全面调研分析的同时，全面了解预算体系中的具体环节，保证与医院战略目标要求相一致，最大程度上提升综合管控效果。比如，在医院各个科室管理工作中，要借助科室上报的信息数据以及科室的阶段性工作计划，调整并评估相应内容，编制后续收入成本支出内容，以有效提升预算管理的实效性。

综上所述，在医院全面预算管理工作体系内，要想提升成本控制工作的综合水平，就要完善价值链的管理，全面分析内部因素和外部因素，在整合相关内容的同时，确保预算管理机制和管控模式最优化。

（二）全面贯彻成本管理理念

成本管理工作要想顺利地在医院开展，必须全员具备正确的现代成本管理意识。具体来说，首先，管理层应从战略层面意识到成本管理对医院可持续发展的重要性，并学习新医改制度下成本管理的核心理念与新要求，加大在成本管理方面的资金、人力资源投入。其次，营造全员积极参与的氛围，通过全体员工大会使大家意识到成本管控不仅可以降低医院的运营成本，而且能提高医疗服务质量，增强医院在医疗领域的竞争力。另外，可定期邀请成本管理领域的专家进行授课，组织全员参加培训，让成本管理成为一项全员参与的系统化工程。

（三）提高医院对成本管控的认识

医院领导层及管理层应该转变医院经营管理观念，提高对成本管控工作重要性的认识，医院全体职工也要有成本管控意识，各职能部门应该认真完成岗位职责，对医疗救治服务项目从增值性、效率性方面开展工作。医院财务部门要建立和完善成本管控信息系统，加强成本费用核算，积极寻找成本费用降低的途径。成本费用作为医疗救治服务补偿的尺度，是医院各项费用制定的依据，应该实行科学的成本管控，完善绩效考核评价指标体系，建立有效的奖惩制度。医院领导层、管理层及各部门员工要树立全过程成本管控意识，各部门、各环节、各个岗位都会产生成本费用，医院成本管控需要全体员工都积极参与，在医院医疗救治服务过程中主动管控好可控成本费用，开展全员、全过程、全面成本管控工作。应建立和完善医院科学的成本核算体系，不断改进成本核算方法，掌握医院医疗救治服务全过程发生的各项收入和费用支出情况，认真分析医院经营状况，建立科学的成本管控决策机制。

（四）完善成本管理基础保障

优化成本管理的组织结构，首先要成立由医院主要负责人担任组长、总会计师或分管财务的副院长担任副组长的成本管理工作领导小组，成员包括财务、医保、物价、运营管理、医务、药剂、护理、信息、人事、后勤、设备、资产、病案统计等相关职能部门负责人以及部分临床科室负责人。成本管理工作领导小组主要负责审议医院成本管理工作方案及相关制度，明确各部门职责，协调解决成本管理相关问题，组织开展成本核算，加强成本管控，制订相匹配的绩效考核方案，提升运营效率。其次，要明确日常承担成本管理的职能部门，明确成本核算基础数据分别由哪些职能部门审核、提供，并根据医院规模和业务量大小设置成本管理岗位。最后，医院各部门均应当设立兼职成本核算员，按照成本核算要求，及时、完整地报送本部门成本核算相关数据，并确保数据的真实性和准确性，做好本部门成本管理和控制工作。

（五）建立动态成本管理控制体系

在开展预算管理工作中，医院要从医疗内容、筹资环节、投资项目、采购内容等多方面进行控制。由于需要管控的内容复杂多样，医院需要按照计划落实相应的预算分析机制，动态匹配成本控制内容，将整体目标规划细分到每个医疗活动生命周期内，发挥精细化资金计划和成本支出管理作用，完成动态成本管控目标，确保基于医疗成本管理水平符合预期。

在构建动态成本管理控制体系的过程中，要将综合监督管理作为关键，确保每个医疗活动都有迹可循，高效执行成本管理规划，从而维持综合应用运维管控效果。

第一，要整合历史成本管理数据，全面分析医院综合成本控制工作的发展进程，在维持整体管理效率的同时，优化全面预算管理的实效性。一是对现有数据进行划分处理，将每月的实际支出内容罗列在成本分类明细中，其中要涉及日常运营成本内容、各个部门费用内容以及设备物资采购支出内容等，要秉持精细化处理原则，最大程度上维持相应信息的准确性。二是要对历史数据进行分析，获取最优目标支出成本数值，并且对可优化成本项目进行深度分析，加强管控，从而实现整体目标的细化处理，维持目标成本值。三是要对实际成本进行综合监督和控制，确保能集中审核对应内容，且针对超出成本限额的数值进行动态的成本分析和计算，为后续管控调整工作提供保障。

第二，要全面优化资金利用率，结合目标成本分析内容，完善资金分配结构，确保在控制动态成本的同时，完善下一阶段或者是年度的资金计划，并提前下达至各个科室，结合具体情况进行微调，在匹配资金计划的同时，也能匹配目标成本，从而为资金投资计划管理效果的全面优化奠定基础。

第三，为了维持预算管理工作的整体水平，医院要进行完整的合约规划管理，从成本数据分析中明确日常成本和可变成本的具体内容，然后匹配对应的采购计划，减少资源的浪费支出，维持综合管控效果。需要注意的是，要借助合同合理安排资金的付款期限，和供应商约定对应的供货模式，确保成本项目和支出项目都处于可控范围内，保证资金最高效益利用以及闲置资金计划效果最优化。

第四，完善动态成本管理核心机制。医院要结合实际情况和全面预算管理要求，定期举行成本分析会议，对上一阶段成本管理情况进行汇报分析，结合预先设定的成本控制目标检查相应的落实情况，总结成本控制的阶段性成果。与此同时，要全面分析目前成本管理中存在的问题以及协调解决的措施，对下一阶段的成本管理计划予以管理。

（六）加强医院成本管控制度建设

医院制定科学的成本管控制度、不断完善成本管控体系是强化成本管控工作的重要内容。医院成本管控制度的内容主要包括以下几点。

1. 制定成本费用考核评价制度

根据医院成本费用管理权限制定成本考核评价指标体系，考核评价全过程应该及时公开，强化成本管控考核评价工作力度，加强对各职能部门、各工作岗位的监督，促进医院成本管控工作质量的提高。

2. 制定医院奖惩制度

根据医院各部门、各岗位成本管控权限，结合医院经营发展需要，分解成本费用指标，完善成本费用考评制度，分等级进行奖惩，真正做到奖勤罚懒，充分调动全体员工的积极性、主动性和责任性，进一步激发医院全体员工的工作热情。

3. 制定医院绩效奖励制度

根据各职能部门、各工作岗位成本费用指标分解情况，确定可控成本费用指标，制定绩效奖励制度，将各部门、各工作岗位成本费用指标完成情况作为绩效奖励的主要依据。医院应该认真考评全体员工的绩效指标完成状况，进行绩效奖励。

4. 制定医院成本管控问题处理制度

医院的公益性特征得到了人民群众的高度信赖，但医院在经营过程中也会出现一些问题，应根据医院成本管控要求，制定问题处理制度，对医院成本管控中发现的问题认真分析原因并及时提出解决问题的对策，保证医院成本管控工作的顺利开展。

（七）加强医院人才队伍建设

成本管理人才的职业素养与工作能力水平直接影响医院成本管理的成效。要想加速推动成本管理转型升级，需加强成本管理的人才队伍建设。首先，要优化成本管理人员结构，平衡成本管理人员在薪资待遇与工作强度、学历及年龄等方面的关系，充分发挥员工的自我价值。其次，要加强财务管理人才的选拔，完善引进与招聘制度，丰富成本管理人员的工作经验，提高创新能力。最后，要不断推动医院成本管理工作的现代化发展，丰富教育培训的内容体系，提高成本管理人员视野。纵向上应加强学习财政、卫健、医保等部门制定的政策法规，以及国内外先进的成本核算方法；横向上要拓宽成本管理人员视野，贯通了解医院预算管理、财务核算、内控管理、医疗业务办理流程等知识，以便更好地服务成本管理工作，夯实成本管理等方面的专业知识和技能。

（八）加强对财务人员管理控制

想要真正控制医院财务经济情况，势必要全面掌握医院日常医疗服务成本，落实相应的成本管理，充分认识到其中的关键性影响因素，从而加强对这一影响因素的管理控制。

目前来看，很多医院内部的财务管理人员缺少责任意识，权责不清，在预算、核算、管理等方面存在着一定的问题。新时期，成本管理中成本核算、成本预算工作非常关键，一方面要提高有关财务人员的综合素质，另一个方面要强化财务人员的责任意识，以此从整体上改变财务人员，借助不同的手段，强化财务人员的综合能力，让财务成本管理控制工作得到更好的落实。

第一，加强对财务人员的工作培训。无论是成本核算还是成本预算，都需要财务人员全面掌握医院日常医疗服务情况，尤其是医院日常医疗服务过程中产生的相应成本信息数据。财务人员应明确具体的预算信息数据，确保成本控制工作得到稳定落实。财务人员还要明确医院日常医疗服务具体的实际流程，从而严格践行成本控制。

最为关键的是，在成本控制工作中，财务人员要能够对相应的医院日常医疗服务技术、关键内容有所掌握，从而能够更好地做出判断，确保医院内部的各个医疗服务项目在稳定落实、质量得到根本上的保证的同时，将医院经济成本控制在合理的范围内。

第二，鼓励财务人员不断提高自己的专业素质，尤其是预算人员、核算人员，鼓励其不断进修，提高综合水平，实现医院经济成本控制工作全面落实，打造出更加科学的经济成本管理体系。要制定相应的人力资源管理制度，包括奖惩措施、资格考察方式、绩效评估体系、岗位责任制度、安全责任等，对每一个岗位的工作内容和职责进行明确的规范。

（九）加强成本管理的信息化建设

搭建信息集成平台，加速实现信息共享。首先，要建设经济管理信息平台与统一的数据核算平台，确保数据的一致性与共享性。要做好成本核算系统与收费管理系统、财务核算系统、病案管理系统、固定资产管理、物资材料管理等系统的整合工作，解决信息孤岛的问题，为成本管理工作的展开提供有价值的数据参照。其次，要加强建设基础数据平台与数据编码字典，在保障数据库安全的前提下，平衡各项工作对数据编码的需求，保证编码在各系统中能互通使用，促使各部门的管理工作有序进行，成本相关数据在同一核算单元（院内成本核算需要设定的最小核算部门、科室或医疗组等单元，下同）进行归集。在基础数据平台上，利用信息系统数据接口，实现与其他工作的连接，做好数据系统间的信息交流反馈工作，确保数据的真实性与完整性。最后，要加强系统结构设计，让成本数据发挥最大效益。如成本核算信息系统建设的方案，通常从数据交互管理、基础应用管理、成本核算管理、成本分析决策管理四个层面进行设计。在管理应用方面，应在管理需求的导向下，从实际运营科室、业务管理部门、财务管理部门等不同层面，提供全方位与多角度的经营分析及管理应用。要注意的是，在信息系统建设的实践中，系统落地建设全程需要全院上下的重视及参与，各科室配合具体流程再造与数据收集，确保系统建设工作顺利展开，建设初期势必造成相关业务科室加大工作量。因此务必要让业务科室明白，信息化建设最终是为了优化管理流程与促进生产力。成本核算系统收集与产出大量数据及分析报表，需确保各流程再造与各报表、数字能够在医院经济决策和管理中发挥效用。

（十）优化医院成本分析方法

医院要将有限资源整合优化与高效利用，这就需灵活运用各种现代化的成本管理方法，如传统成本法与作业成本法结合的核算模式，为医院的内部控制与绩效考评制度提供成本信息的参照。同时，医院要建立多维度的成本分析体系，优化成本分析方法。医院应建立满足不同管理层需求的成本分析体系。比如，建立院级成本分析指标，满足院领导决策分析使用；建立内科、外科、医技、行政片级成本分析指标，满足院领导决策和科室对照管理使用；建立科室（核算单元）级成本分析指标，满足科室自身管理以及绩效考核等需要；建立项目、病种级成本分析指标，满足医院与医保管理部门商定价格等需求。同时，医院应根据需要对各成本指标选用不同的分析方法，比如，对次均费用进行趋势分析，对药耗控制情况进修结构分析，对固定资产投入情况进行保本点分析等，以挖掘成本控制的潜力，拓展成本管理的途径。医院应制定完善的成本考核指标体系，考核指标包括收入成本率、药耗占比、百元医疗收入（不含药品）消耗卫生材料、固定成本收益率、可控成本占比增幅、存货周转率、保本点业务等，可纵向与历史数据比，也可以横向与同类业务科室比。应让成本分析结果得到充分应用，不断强化成本管控能力，切实解决看病贵与看病难等社会问题。

（十一）强化经济成本管理方案编制

管理机制、管理理念是工程管理中的关键，更是保证医院医疗服务成本的核心。当前在医保 DRGS 付费模式的改革影响下，医院医疗服务可以获取的利润空间几乎为零，管理过程中出现的问题也随之增加，导致医院医疗服务成本无法满足实际需求，极可能导致医院可获取利润进一步减少。最为关键的是，想要让这种全新的付费模式得到顺利实施，就势必要在医院内打造出一套先进的管理理念作为支撑，从而更好地应对医保 DRGS 付费模式带来的影响，有效保证医疗质量，控制医疗成本。在严重的情况下，医院的整体发展也会受到影响，在市场竞争日益激烈的今天，医院医疗服务必须要优化医院医疗服务内部的管理组织和管理理念，积极引入最新的管理理念，不仅要让管理水平得到提高，而且要让医院的整体水平都得到发展。不仅是医院成本管理，任何一家医院在发展过程中都要树立起科学的发展理念和发展模式。医院本身规模较为庞大，涉及很多内容，是一项系统而复杂的服务体系，要不断地完善制度体系，将最新的管理理念落实到位，才能够有效提高医院管理水平，并且科学地控制医院经济成本。经过上述分析可知，当前医院项目中的成本管理措施必须要得到系统上的完善和优化，以此才能够从根本上规避经济成本管理问题，在保证医院稳定发展的同时，提高经济效益和社会效益。

从实际案例中可知，在影响医院成本的因素中，制度不容忽视，制度体系的完善性对成本管理效果有着直接的影响，是最根本的存在。医院要严格按照有关法律法规对相应的制度内容进行优化和完善，医院医疗服务安全、材料设备、医院医疗服务质量等都要得到完善、贯彻落实。这些制度体系的落实可以为成本管理工作提供极大的助益，与此同时，还要进一步完善医院医疗服务成本管理方面的制度内容，并且对现有的财务部门进行完整优化，从而打造出一个高质量、高水平的成本管理机构，以此有效保证成本管理工作得到真正的落实。

（十二）加强对成本细节管理控制

新时期，绝大部分医院内部已经建立起了相对完善的成本管理制度和成本管理体系，之所以管理工作效果始终没有得到明显的提高，是因为在医院财务支出中存在很多的细节被忽略。一些医院财务管理人员在实际管理工作中没有认识到细节的重要性，这些细节在不断累积后，对医院日常医疗服务成本产生了严重的负面影响。比如，科室日常材料（纱布等）、医院科室机械设备、医院药物购入卖出等。这些问题很容易在日常管理中被忽略，进而威胁医院财务成本控制工作。

此外，一些医院在引入新技术、新设备、新材料后，管理人员并不了解这些新事物的特性，在工作中依然按照传统的管理方式进行管理，也会对管理工作和医院日常医疗服务成本产生负面影响。比如，某医院要求管理人员和技术人员一同接受培训，尤其是在引入新材料和新技术后，所有的一线医疗服务人员和医院财务管理人员都要对这些技术和材料形成深刻的认识，保证这些材料和技术充分发挥出最大作用，管理层也可以针对新兴事物和不同的科室运行需求做出相应的管理措施。只有如此，才能够促进医院得到真正健康的可持续发展。比如，目前出现很多新设备和新材料被应用到医院不同的科室和治疗体系中，这些材料性质特殊，机器都有着明确的要求，管理人员只有充分认识到不同医疗设备、药物情况的实际特性，才能够更好地落实相应的成本管理工作，让材料可以发挥出自身的作用价值，提高医院日常医疗服务水平，同时降低成本。

（十三）完善成本控制基本流程

要想提升成本控制流程的规范性，有必要整合基本应用管理流程，践行全寿命周期管控方案，确保相关部门能发挥其实际作用，共同维系成本控制工作的效果。要从预算编制制定和分析工作开始，提升预算执行的规范性水平，并配合完整的调整机制和考核机制，从而实现最终的成本控制目标。

第一，医院要结合实际发展情况完成预算编制工作，依据委员会、办公室、职能科室以及业务科室的实际情况落实相应的成本控制方案，以保证在基于全面预算成本分析理念下完善预算管控工作。首先，决策层要结合医院的长期发展目标以及实际运营状态确保预算执行要点满足基本要求，并且讨论出下一年的预算指标内容。其次，预算管理办公室要综合分析医院的财务收支情况以及资源的实时性分配情况，以保证指标分类和成本控制工作都能落实到位。最后，预算业务科室以及相关职能科室要结合工作量、预算要求进行预算数据报表的上报，交予管理办公室。在将相关数据信息汇总的基础上，就能开展后续工作，维持成本控制的规范性和科学性。

第二，开展全面预算管理执行环节，因为执行阶段和预算编制、评价工作息息相关，所以，要想保证预算考核的规范性和合理性，就要践行完整且规范的执行操作方案。一方面，医院内部各个部门和科室在获取预算执行报表后，要秉持全过程成本控制管理的理念，严格执行预算内容，避免临时性更改或者是超出预算指标信息内容。并且，在计算机技术不断发展的时代背景下，要结合执行报表的进程落实合理的交流，从而及时掌控预算执行进度，为后续工作的全面落实和有序开展提供保障。另一方面，预算管理办公室在开展相关工作的过程中，要结合实际情况及时召开会议，确保及时对全面预算管理体系下成本控制工作的实效性成果予以讨论，从而及时发现问题并制订更加有效的方案，为医院全面预算有效监控工作的落实提供保障。

第三，要对预算管理工作的细节予以合理性调控，因为成本控制工作需要医院全部人员共同参与，因此，要及时结合医院的实际情况调控全面预算管理方案，避免随意调整对整体发展和成本控制产生的影响。需要注意的是，一旦出现需要调整的内容，就要上报医院内预算管理委员会，在结合实际情况进行讨论审批后获取批准时才能开展相应的调控工作，从而维持整体调整和预算调整的平衡，最大程度上提高医院全面预算管理水平。

第四，对全面预算工作予以考核管理。对于全面预算工作而言，考核是成本控制整体方案的最后一个环节，为此，要保证相关部门之间能形成协调的合作关系，在完善考核机制的同时，严格执行对应的规范内容，从而提升预算管理的整体水平，实现成本控制的目标。

（十四）完善成本管理的激励约束机制

为了确保医院员工能够在成本精细化管理队伍当中有效参与进来，相关医院需要科学合理地制定成本管理激励约束机制，对成本考核标准、成本管理奖励制度以及成本浪费惩罚措施进行明确，确保全院员工能够在制度激励下有效参与到成本管理工作当中，做好成本管理工作的风险预警，并在日常工作中落实成本控制，确保成本精细化管理工作的有效开展。除此之外，各科室工作人员之间需要加强沟通和交流，如果发现有成本异常的情况存在，需要采取相应的控制措施，使实际成本的支出维持在预算范围以内。

第七章 医院财务报告分析与财务监督

医院需要采取必要的强化措施来确保财务报告和财务监督的顺利进行，以此来确保自身的健康发展。本章分为医院财务报告分析、医院财务监督分析两节，主要包括医院财务分析、医院财务报告分析的价值与理论框架、医院财务监督概述、完善医院财务监督的建议等内容。

第一节 医院财务报告分析

一、医院财务分析

医院财务分析是以医院相关财务会计资料信息为基础，通过专业方法，对医院经济管理、营运水平及经营风险等详细情形、今后增长势头的解析和预测。

（一）医院财务分析的作用

医院财务分析的作用主要包括以下几方面。

1.评估医院的经济实力

经济实力是医疗主体各项能力中的关键组成部分，主要从医疗水平、管理效率、科研成就、服务质量、人员配置及科学创新能力等几个方面进行评估。资产规模、成本管控、获利水平是也是衡量医院整体水平的依据。

2.评价医院的经营业绩

不同于计划经济时代，医院必须具备深入人心和持久获利的能力才能不断适应市场经济的发展变化。医院经营业绩的衡量标准要通过一系列相关指标来实现，比较常见的指标包括资产净利率、收入增长率等。

3. 预测医院未来的发展趋势

对可持续发展能力的预测是医院财务分析的关键之一。通过客观会计信息和其他经济信息等，经过一系列分析、加工，形成能够提前预判医院未来形势变化发展的有用资料，来指导当下应采取的经济行为。

（二）医院财务分析的局限性

医院财务分析来源于现有财务数据信息，数据的客观准确与否以及会计统计口径一致性等问题造成财务分析的诸多局限性，一般表现在以下方面。

第一，会计报表信息是财务分析的主要基础信息之一，而会计报表以历史成本为原则，资产、负债都是按照过去交易发生的金额计量，无法考虑市场物价因素的变动，从而影响其客观性。分析结果只能作为某一段时期医院经济运营情况等的反映。

第二，医院是以临床科室为主体分支单位的，用财务分析的数据结果去指导临床科室的医疗行为，目前还存在较大的困难，医院财务分析也就失去了其反哺管理的重要作用。同时，财务数据反映的问题可能是一段时期特殊的医疗行为所产生的，其时效性特点导致分析的局限性。

第三，医院职能部门对财务信息需求标准的不统一性，也导致数据口径的不一致性，从而产生因为对一个指标理解的不同，而形成多个口径数据的现象，使财务分析失去可比性及可利用性。

（三）医院财务分析指标体系的构建

这里主要阐述医院财务分析指标体系构建的原则和基本要求，为更好地构建新型医院财务分析指标体系提供指导规范。

1. 构建原则

（1）财务指标与非财务指标相结合原则

财务分析指标体系将会计报表作为基础资料信息的同时，会加入众多有利于衡量医院各个方面发展水平的非财务信息。很多非财务信息虽不能以货币进行计量，但在医院的运营管理中发挥着非常重要的作用，比如医疗质量相关指标、满意度评价相关指标等。因此，在构建财务分析指标体系时要注意充分利用财务信息和非财务信息，将两者充分有机结合，以便更加准确地把握医院经济管理活动的发展变化。

（2）短期目标与长期目标相结合原则

医院要实现良好的社会效益必须依托在可持续发展的基础上，在对医院进行财务指标分析时不仅要关注收入、支出和结余等短期目标的实现情况，而且要注意工作效率、质量等有利于医院实现长期增长的目标的实现情况。兼顾短期目标与长期目标是构建分析体系不可缺少的重要原则。

（3）静态分析与动态分析相结合原则

医院的运营管理是一个相对动态的发展过程，因此在构建财务分析指标体系时不应该仅仅局限于对静态指标的分析，还必须坚持静态分析与动态分析相结合的原则，做到从整体上、用发展的思维角度全面深入分析。

（4）纵向分析与横向分析相结合原则

医院传统的财务分析指标体系大多采用本期实际发生值与上年历史同期水平纵向比较分析的方法，以此来掌握医院自身运营管理情况。然而新医改趋向推进社会化办医格局，医院来自外部社会的竞争压力正逐步加大，仅仅通过纵向分析方法早已无法满足医院管理者对决策分析的信息需求。因此，医院财务分析在纵向分析的基础上要注重与同行业平均水平和某些特定竞争对手的横向比较分析。医院可通过自身纵向分析与社会化横向分析相结合的方法找出在经济运营管理中的优势与劣势，从而不断提高自身的运营管理水平，增强医疗服务能力。

2. 基本要求

（1）科学性

科学性是构建医院财务分析指标体系的首要基本要求。财务分析指标本身要符合客观性特点，避免自造指标、无意义指标等情况的出现。分析人员还要对指标内容口径进行反复论证，找准数据来源出处，确保财务指标数据在合理范围内。

（2）导向性

财务分析指标体系的架构要符合导向性，即在建立医院财务分析指标体系时，要充分认识要以实现医院公益性最大化为目标导向，不仅要关注经济效益指标分析，而且要关注体现医院公益属性的社会效益指标分析。在实现社会效益最大化的同时兼顾医院最大程度实现可持续发展。

（3）逻辑性

医院财务分析指标体系的构建要符合逻辑思维模式，即所构建的指标体系避免只能机械化、模式化地单一罗列出各项指标结果，出现就指标论指标的情况。构建的财务分析指标体系要能充分结合医院的特点，深入挖掘各指标间的逻辑关系，逐层分解，对医院的运营管理状况和水平做更加深入浅出的解析。

（4）融合性

融合性是构建医院财务分析指标体系的一个重要要求。医院应积极促进业财融合理念的树立，在医院财务分析指标体系的构建过程中，要做到财务与临床业务相融合，通过分析财务指标找到业务方面存在的问题，进而规范护理和临床工作的发展。

在新医改政策导向下，医院应积极完成相关指标的分析测算，包括药品、耗材、检查检验等各个方面，同时，基于相关测算结果，反哺相关业务部门，紧密融合财务与业务，不断适应新医改的政策要求。

（5）可操作性

医院财务分析指标体系的构建要具有可操作性，即在选择相关财务指标时，要避免选择概念不清晰、不易于获取、难以统计和操作的指标。要求建立的财务分析指标体系能够有效应用于医院，充分发挥其评价历史、反映现状、预测未来的作用，为医院决策者做出正确战略部署提供有价值的信息和依据。

3. 构建框架

目前，在新医改政策持续加码的背景下，医院的财务分析指标体系早已经不能满足医院运营管理的需要，鉴于此，可以通过对传统的杜邦分析法的改进，在以可持续增长率指标为核心的前提下，引入现金流量指标，增加非财务分析指标，从公益性和效益性两大方面尝试构建一个新型的、能够充分反映现阶段医药卫生体制改革对医院财务管理和财务分析要求的、符合医院管理实际情况的新型医院财务分析指标体系。

（1）新医改监测指标

医院财务分析指标体系是在新医药卫生体制改革的大背景下建立的，新医改相关的监测指标是国家卫生健康委员会和医院共同关注的重要指标。这对于政府相关部门掌握新医药卫生体制改革的实施情况，医院了解自身运营状况并根据监测情况采取相应整改措施具有重要的意义。

①药品收入（不含中药饮片）占医疗收入比例。

新医改之前，药占比指标公式为药品收入占医疗收入比例，公式如下：

$$药占比 = 药品收入 / 医疗收入 \times 100\%$$

由于新医改政策，只是取消了西药和中成药的药品加成，为鼓励中医药事业发展，允许中药饮片保留不超过 25% 的加成率。为了更准确地测算、比较药品的消耗情况，反映零加成部分的药品收入在医疗收入中所占的比重，现采用不包含中药饮片的药品收入与医疗收入进行占比比较这一指标。

②医疗服务收入占医疗收入比例。

医院医疗服务收入包括挂号收入、床位收入、诊察收入、治疗收入、手术收入、护理收入、其他门诊住院收入，不包括药品收入、耗材收入、检查收入、化验收入。医疗收入在医院范畴内，指的是医院通过开展医疗服务业务活动而取得的收入，包括门急诊收入、住院收入和结算差额。

国务院办公厅发布的国办发〔2015〕38号文件要求，医院要致力于规范临床医疗行为，通过提高诊断、治疗、护理、手术等能够体现医务、护理人员技术劳动价值的医疗服务行为，来减少药物使用、检查等医疗辅助的行为。通过对西药、中成药药品以及医用耗材加成收费的取消，对检查治疗收费的降低，来调整医疗收入结构向更加合理、科学的趋势发展。此指标应逐年提高。

③高值医用耗材收入占比。

高值医用耗材是指第一批国家高值医用耗材重点治理清单公布的18种医用耗材。国务院办公厅发布的国办发〔2019〕37号文件，要求不断完善高值医用耗材的临床应用管理。国卫医发〔2019〕43号文件要求，各医疗单位必须加强高值医用耗材规范化管理，重点治理单价和资源消耗占比相对较高的高值医用耗材。

医院应推动医疗服务行为规范化，严格控制医疗费用不合理增长，维护人民群众健康权益。

（2）效益性指标说明

为保证日常运营，医院必须兼顾其效益性，以此来实现医院的可持续发展。借鉴以可持续增长率为核心的改进的杜邦分析体系，融合了现金流量指标，然后逐层分解，来对医院怎样更好地秉持效益性原则进行详细说明。改进的杜邦分析体系的核心指标是可持续增长率，医院可根据财务会计科目设置，将杜邦分析法的指标用医院相关财务指标做对应替代，再对指标进行重新分解，引入现金流量指标，构建全面反映医院财务状况的财务分析指标体系。

①对可持续增长率的分解。

可持续增长率旨在反映医院在没有财政拨款情况下，要想获得长远发展，实现一种平衡的可持续增长，需要考虑的影响因素，可以通过净资产收益率和累计盈余率来进行初步反映，公式如下：

$$可持续增长率＝净资产收益率 \times 累计盈余率$$

净资产收益率指标的采用较为广泛，也是财务指标中综合反映能力较强的指标之一，同时，它也是医院综合财务分析的重要核心，体现了利用自有资本获得净收益的能力。累计盈余率反映期末累计盈余金额占净资产总额的比例，即医院历年实现的盈余扣除盈余分配后滚存的金额，以及因无偿调入或调出资产产生的净资产变动额占净资产总额的比例。

②对净资产收益率的分解。对企业而言，净资产收益率不仅是财务活动效率的体现，而且是经营状况的综合体现。净资产收益率的变动与企业资本资产和商品经营有着密切的联系。对医院而言，净资产收益率可以通过总资产净利率和权益乘数来反映，公式如下：

净资产收益率＝总资产净利率 × 权益乘数

＝净利润 ÷ 平均资产总额 ×[1 ÷（1 －资产负债率）]

总资产净利率反映资产运营效率的高低，该指标值越高，表明资产的投入产出水平越高，成本费用的控制水平越高。权益乘数集中体现公司在资本经营活动和投资筹资活动的行为效果，作为经济活动中不可或缺的衡量和杠杆工具，对规范公司的经营举债行为、优化资本运营结构、提高净资产的收益率起到非常重要的作用。

③对总资产净利率的分解。从企业来讲，总资产净利率是指企业使用全部资产获得利润的水平，即企业每占用 1 元的资产，平均能够获得多少元利润。拓展到医院层面，可以运用医疗盈余率和总资产周转率来进一步反映。公式如下：

总资产净利率＝医疗盈余率 × 总资产周转率

医疗盈余率是指医院医疗盈余占医疗活动收入的比例。通过计算医疗盈余率，能够了解医院运营状况，从而引导医院践行公益性，提高可持续发展的能力。总资产周转率是反映总资产营运能力的重要指标。总资产由流动资产和非流动资产两部分组成，流动资产体现经济主体的偿债能力和变现能力，非流动资产则体现其经营规模、发展潜力和盈利能力。各类资产从收益性方面来讲，有较大区别，如现金、应收账款几乎没有收益。因此，资产结构的合理性以及营运效率是资产经营的核心，而资产经营会最终影响经营业绩。

④对医疗盈余率的分解。对医疗盈余率的分解引入现金流量指标，通过业务收入现金比率和再投资比率来表述。

业务收入现金比率＝业务活动现金净流入 / 业务收入

业务活动现金净流入包括事业活动收到的除财政拨款外的现金、收到的其他与日常活动有关的现金。业务收入包括医疗收入、其他类收入。

再投资比率＝业务活动现金净流量 / 资本性支出

资本性支出是指通过该项目所取得财产或劳务的效益，可以分配到多个会计期间所发生的应予以资本化的支出，包括固定资产折旧费、无形资产摊销费、长期待摊费用等。

二、医院财务报告分析的价值与理论框架

（一）医院财务报告的价值

根据《医院财务制度》和《医院会计制度》相关之规定，医院财务报告是反映医院某一特定日期的财务状况和某一会计期间的收入费用、现金流量等的书面文件。医院财务报告由会计报表、会计报表附注和财务情况说明书组成，具体包括资产负债表、收入支出总表、业务收入支出明细表、财政补助收支明细情况表、基本建设收入支出表、现金流量表、净资产变动表、有关附表、会计报表附注以及财务情况说明书。

1. 医院财务报告的重要意义

医院财务管理中运用财务分析报告的主要作用是对相关会计信息运用专门的财务分析法，反映出医院特定时间段内的经营成果、财务状况等，对该段时期内医院的生产经营活动进行总体评价，为医院下一阶段经营活动的发展、内部管理的正常运转、财务工作的正常开展提出相应的方法与措施，具有协助医院财务部门正常开展工作的意义。

（1）有利于维持医院良好经营状态

财务分析法并不是单一的将相关财务数据进行对比计算，而是一个定量的分析工程，分析医院盈利能力、抗风险能力包括变现能力和负债情况等，将部分指标统一概括分析，为使用者提供更为全面的财务信息。通过财务分析法对医院经营活动分析后整理的财务报告，其中包括医院所有的经济行为，如医疗器械的购置、员工工资的结算、患者就诊支付的费用等明细，这些都体现在财务报表上。财务是对医院的费用支出和营业收入分析总结，通过加强对医院财务管理的规范，可以使医院形成稳定的经济结构和经济基础，推动医院可持续发展。由于医院是比较特殊的事业单位，因此医院不仅要完善医院内部财务分析以及各项经济指标，还要充分体现医院以人为本的指导思想，这样才能树立医院良好的形象，为今后的发展提供动力。

（2）有利于增强医院运营效益

在国家医疗改革日渐深入的形势下，各医院之间的竞争压力越来越明显，医

院运营效益不仅有经济效益还有社会效益，有关政府部门对医疗服务、医疗物资等实行定价准则，对医疗事业的投入也有限，这样的市场环境下更加降低了医院的运营效益，增加了医院的经济负担。想要推动医疗事业不断发展，保障医院员工的福利，就必须提高医院的经济效益。除增加医院运营收入外，运用财务报表提升医院运营效益也是一条重要的渠道，良好的经济效益是维持医院正常经营发展的前提。

2. 医院财务报告体系的优化

首先对新旧制度的财务报告体系进行一个列示，如表 7-1 所示。新会计制度财务报告体系的组成较之旧会计制度的主要差别在于收入费用表与收入支出表、现金流量表与基金变化表以及新增了一个财政补助收支情况表。这是在新会计制度中第一部分第五条、第八条新规定的内容。

表 7-1　新旧会计制度财务报告体系对比表

新会计制度	旧会计制度
资产负债表	资产负债表
收入费用总表	收入支出总表
现金流量表	基金变动情况表
财政补助收支情况表	
表报附注	表报附注

由此分析新会计制度财务报告体系的改进之处主要有以下几方面。

第一，报表体系的主导地位将由资产负债表代替。由于旧制度在报表体系中采取的核算基础为收付实现制，这就会使医院在进行会计核算时的主要关注点在收入与费用上，这是其本身的操作性质所决定的。

但随着我国的发展和与国际的交流发现，国际上对于会计要素的计量原则和确认条件与我国是有一定差异的，所以在我国的政府会计制度改革过程中进行了一定的借鉴。新政府会计制度的核算体系采取的是收付实现制与权责发生制并存的核算基础，这将会导致医院对于报表的侧重点将会更多地放在资产负债表上，这也体现了国家部门对医院的发展的形势要求向企业经营化发展，这将会对医院管理者提出更高要求，促使医院对自身财务方面、经营方向、服务水平都要进一步加强。

第二，现金流量表是管理者做出决策的可靠依据。货币资金的核算是任意一家企业或单位的重点，这是毋庸置疑的，而新会计制度要求医院与企业一样编制现金流量表，这是为了对医院的资金流动过程起到一个深度的了解，进而整体把控医院对资金合理使用的情况，也方便管理者对医院的经营状况进行一个大致的判断，还能保证医院在今后对资金使用过程中进行决策的正确性。

随着政府进行医改，医保范围的覆盖面会加大，这对于医院的现金流来说将会是一项重大的挑战，而编制现金流量表可以有效地帮助医院控制和掌握资金数据的来源、去向和用途。

第三，财政补助收支情况表有助于财政部门进行监控。新会计制度要求医院按照收付实现制原则根据财政补助收入和支出情况编制财政补助收支情况表，以此来反映医院在这一会计年度内的财政补助收入情况，有助于医院管理人员根据财政补助收支情况表进行以下活动控制，如控制采购成本、业务收支情况、资产负债管理、内部控制与预算资金控制等，还有助于政府部门或第三方监督者对医院的财政补助资金进行监管和了解资金流动去向，更好地帮助医院提高自身的会计信息质量和经营状况。

（二）财务报告分析的理论与框架

1. 财务报告分析的含义与作用

财务报告分析指的是在对外公开财务报告的前提下，根据有关数据和信息对其从各个角度有目的、有侧重地进行分析，以此来说明或预测经营效益、财务情况和发展形势，最终为报告的使用者进行决策提供可靠的支持。

财务报告分析的目的在于分析者借助于对经营效益、财务情况以及现金流量等信息的深入分析得出期望实现的或者理应实现的预期成果和趋势。财务报告分析的整体方向可以总结成如下三个方面：首先是通过对经营效益、财务情况以及现金流量的分析找出经济业务中出现的问题和障碍，从而为改进管理方式等提供有益的参考；其次是确定预算计划的实现程度，对管理人员的表现进行评估，为激励制度的具体落实提供支持；最后是对今后发展的效益和风险进行评估，为管理层、投资者、有关政府机构及债权方做出相关决策提供真实可靠的信息支撑。

2. 医院财务报告分析的基本框架

财务报告分析的基本框架如下。

（1）资产负债类财务指标

资产负债类财务指标通常包括偿债能力和发展能力两方面的分析指标。

①偿债能力指标。偿债能力指标主要由资产负债率、速动比率以及流动比率组成。对上述指标的分析要注意其分析结果应当适中，因为过低的指标表明医疗机构运营和管理理念过旧，会阻碍其正常发展；过高的指标表明潜在风险的增加，可能会影响债权方的合法利益。

根据现阶段医疗机构的运营情况，资产负债率警戒线需要保持在40%上下，流动比率需要保持在200%左右。只有适中的负债率指标才能有效保障医疗机构的发展并增强其偿还债务的潜力。

②发展能力指标。医疗机构的发展能力通常会在其各类资产及收益的增幅方面表现出来，主要指标由固定资产、净资产、总资产以及总收入四方面的增长率组成。固定资产、净资产、总资产的增长率分别体现了医疗机构在固定资产、净资产和总资产方面的发展状况以及增加幅度，医疗总收入的增长率体现了医院经营状况及发展趋势，其中核心指标是净资产增长率，该指标能够有效反映医疗机构总体规模的变化及其发展趋势，较高的指标数值表明医疗机构拥有较强的发展潜力和良好的发展趋势。

（2）运营能力分析指标

运营能力分析指标主要包括总资产周转率、流动资产周转率、应收账款周转率和存货周转率等。对总资产周转率的分析可以判断出医院总体的运营情况以及运营效率；对应收账款周转率的分析可以判断出医院收款能力的高低；对存货周转率的分析可以判断出药品、卫生材料等医疗消耗的流转效率及存货对资产占用水平的高低。

（3）收支结构分析指标

医院收支结构分析指标主要包括收入结构和支出结构两个方面的指标。

①收入结构分析指标。收入结构指标主要由医疗收入、财政补贴收入、药品收入以及其他收入等构成，该指标能够充分表明医疗机构主要收入来源的项目以及哪些收入处于应当加以淡化的次要位置，最终为收益结构的优化提供相应的建议。

②支出结构分析指标。在支出结构分析指标方面主要涵盖以下数据：人员费用开支率、公用经费开支率、人员工资平均支付水平、医疗卫生耗材开支率、药品开支率以及管理费用率等。

人员费用开支率与人员工资平均支付水平体现了医疗机构人员配置的优化情况以及薪资状况，这是关系到员工工作方面积极主动性的指标；公用经费开支率与管理费用率能够表明医疗机构对间接费用支出的把握情况；药品开支率与医疗卫生耗材支出率则能够说明卫生耗材或者药品等在医疗管理费用、服务成本以及其他各项开支总和中的占比，体现了医疗卫生耗材或者药品等在整个医疗服务过程中的耗费情况，是促进医疗机构有效控制卫生耗材耗费并防止以药养医现象出现的重要参考指标。

（4）工作效率分析指标

工作效率分析指标相对较多，主要涵盖病床使用率以及医护人员的工作效率两个方面。

①病床的使用程度指标。病床使用率以及周转率能够充分表明病床的负荷情况以及有效使用情况，病床使用率指标需要保持负荷适中的水平，通常情况下二级医疗机构需要保持在90％上下，三级医疗机构需要保持在100％上下。病床的超负荷使用会导致医疗机构医疗条件的降低和服务水平的下降。病床的闲置则会导致医疗服务收益的降低以及最终收支结余的下降。

出院患者平均住院天数是医疗机构应当严加控管的指标数据，该指标能够充分体现医疗机构的医疗技术能力以及病人医疗费用的承担状况，一般来说，公立医疗机构的患者平均住院天数需要管控在十天以内。

②医护人员的工作效率指标。该指标通常指的是医生人均门诊人次以及人均出院人次两个方面，对此我国现阶段尚未进行严格规范，因此需要借助于和同等或者类似规模的医疗机构进行对比来体现该结构医护人员的工作强度及其效率。

（5）医疗费用控制分析指标

医疗费用控制分析指标通常涵盖单一门诊人次收费水平、每床日均收费水平、出院患者平均医疗费用以及药品在总体收入中的占比等。该指标能够表明医疗机构有无以药养医的现象以及对平均收费的有效控制情况。医疗费用的控制水平和指标数值两者成反比，比值越高则控制情况越差。

第二节　医院财务监督分析

一、医院财务监督概述

《医院财务制度》第十四章财务监督共有四条，明确了医院的财务监督的定义、财务监督的内容、财务监督机构及财务监督的分类等内容。

（一）财务监督的含义

《医院财务制度》第七十二条规定：财务监督是根据国家有关法律、法规和财务规章制度，对医院的财务活动及相关经济活动所进行的监察和督促。

财务监督的目的在于促进医院财务活动符合国家有关政策、法规和医院经营规章、制度的规定，揭露财务活动中的弊端和违法行为，威慑和制约不法行为，保证财务活动的正常运行，促进医院资源的合理配置和有效利用，实现医院经营目标。财务监督的作用是指在对医院财务活动进行监督的过程中所产生的社会效果和经济效益。

（二）财务监督的作用

财务监督属于经济监督体系的范畴，它属于财务管理的一项职能，也是国家的相关法律、法规及财务制度得到实施的重要保证。在医院中，财务监督主要是督促各个科室和部门在工作中严格遵守国家的相关财经法律、法规，对医院的经营管理进行改革创新，让医院的财经纪律得到保证，同时确保医院的财政秩序得到稳定，医院的财产确保安全，努力为医院的发展增砖添瓦。

医院的合法经营因为有了财务监督而得到了保证，同时财务监督也便于医院更好地遵守市场规则，确保医院在市场竞争中具备更强的实力，对医院的可持续发展具有重大意义。通过财务监督医院能更好地进行增收节支，确保经济效益的均衡发展。

医院的一切财务活动都是医院经营活动的重要体现，因此要将财务监督自始至终贯穿于医院的经营活动中。医院如果没有实施财务监督，也就没有真实意义上的财务核算，财务管理也就失去了其约束力和控制力，因此财务监督是一切经营活动得以顺利进行的前提和重要保障，医院的经营管理因为财务监督而得到了不断发展。

（三）财务监督的内容

《医院财务制度》第七十三条规定：财务监督的主要内容包括预算管理的监督、收入管理的监督、支出管理的监督和资产管理的监督等。

1.预算编制监督

预算编制监督的主要内容包括以下几方面：

第一，预算编制是否符合国家有关方针、政策和财务制度的规定，是否符合上级下达的事业计划和工作任务要求。

第二，收入预算是否积极可靠。

第三，支出预算是否贯彻了保证重点、兼顾一般、统筹安排的原则，是否贯彻了勤俭节约的方针等。

第四，计算依据是否可靠，数量指标是否合理准确，定额是否先进，收支是否平衡，内容是否完整，说明是否清楚以及财政资金是否按规定的程序报批。

2. 收入管理的监督

医院收入管理监督的内容主要包括以下几方面：

第一，各项收入计划是否完成，该收取的收入是否按照有关规章、标准、计划收取，有无多收、乱收、错收、漏收、套收、分解收费等情况，增收或减收是否合理。

第二，收费标准和范围是否符合国家有关规定，有无擅自扩大或缩小收费范围、提高或降低收费标准，有无乱收费、乱摊派、乱集资等问题。

第三，按规定应缴财政补助项目结余资金、科教项目结余资金以及按国有资产管理办法处置固定资产、无形资产的收入是否及时、足额上缴，有无截留、坐支、挪用、拖欠等问题。

第四，是否按国家规定划清各项收入的界限，对各项收入是否按规定进行管理和核算。

第五，各项应纳入单位预算管理的收入是否全部纳入预算，有无账外账，是否存在私设"小金库""小钱柜"等问题。

3. 支出管理的监督

支出管理监督主要包括以下几方面：

第一，各项支出预算是否符合国家有关方针、政策和财务制度的规定，支出预算是否得到确实执行，超支或减支是否合理。

第二，费用支出的结构变化是否合理，是否有助于医院履行职责。

第三，是否按国家法律、法规及财务制度规定的范围和标准办理各项开支，有无乱支滥用、擅自扩大开支范围、提高开支标准的现象，有无铺张浪费，任意挥霍国家资产等问题。

第四，是否按国家规定划清各项支出的界限，专项经费是否按计划专款专用，有无相互挤占挪用情况。

第五，是否进行成本管理，开展成本核算。

4.净资产管理的监督

净资产包括事业基金、专用基金、待冲基金、财政补助结转（余）、科教项目结转（余）、未弥补亏损。在净资产管理监督中，重点在于是否按规定计提或分摊，是否按规定专款专用。

二、完善医院财务监督的建议

（一）强化预算管理

预算作为项目开展的基础，需要医院进行严格管理和把控。一个良好的预算不但可以满足项目的开支，而且可以减少资源浪费，有利于医院资金的稳定性。因此，医院的预算编制应秉持勤俭节约、依据法规的原则。医院财务部门应专门设立预算岗位，要对预算编制与执行工作单独负责。预算的审核必须要合理合法，同时提高预算审核效率和预算管理能力。

（二）完善财务监督机制

医院应建立涵盖多个部门与主体的财务监督工作体系，强化对医院财务的监督工作，健全涉及财务、采购、盘点、成本费用等多方面的内部监督制度和内部控制机制，进一步发挥会计师的作用，加强医院财务部门监督工作的联动配合，提升财务信息的准确性，确保监督机制的有效运转。

（三）严格限制医院的规模

医疗体制改革，强调让医院的市场主体性的特点慢慢呈现出来，使其更好地做好财务监督管理工作。在此过程中需要树立这样的思维：优势医院可以依靠并购的方式实现自身实力的提升，这样可以使医疗资源的配置进入更加科学合理的状态，与此同时强调低成本扩张。同时应正确看待兼并，兼并有一定的缺陷。在规模扩大的过程中，实际部门协调之间、沟通之间、控制之间消耗的成本是比较高的，此时就需要树立规模效应意识，在依靠市场机制来整合的过程中，确保实际的医疗资源配置和管理跟上步伐。

（四）优化过程监控与反馈

为了充分发挥绩效评估的作用，实现财务监督的优化与完善，各个部门的负责人应组成其部门的绩效考核团队。医院根据工作岗位绩效具体情况，将工资发放到相应的科室，然后科室负责人需要基于工作情况、效率以及质量等完成第二次的配置。对于后者而言，必须要符合科室的具体情况，可以基于具体的绩效构建个人绩效考核指标，然后基于岗位的差异对相同级别进行考核，最终将结果划分为四种，分别为不合格、合格、良好、优秀。然后，根据部门具体情况以及特征设定相应的绩效指标权重，最后基于工资状况以及职称等构建符合实际情况的绩效工资分配指数。为了有效规避出现平均的理念，需要对最终获得的结果进行通报，从而可以有效发挥彼此监督的作用，提升整体效率。

完善了全院绩效管理考核评价体制，便可以着手设定具体的员工绩效考评指标。组织领导者在制定具体的员工绩效评价指标时，可以从医院的公益性质和社会发展效益战略出发，把 SMART 原则作为目标原则，对全院所有工作人员的绩效进行多维度、多层次的考核。因此在明确医院绩效指标时，需构建三个层次的绩效考核层面：整体绩效（院长绩效）、科室绩效（科主任绩效）以及员工个人绩效。不同层次与角度地评价医院的绩效管理，对医院绩效快速与稳定的提升无疑是一种助力。

①整体绩效（院长绩效）。医院第一责任法人是整体绩效所要研究的对象，也就是对院长的绩效考核，这无疑是与院长本人的收入直接挂钩的。整体绩效考核的方法不外乎采用 MBO 和 KPI 法，根据医疗质量管理指标、医院运营效率指标、医院战略发展指标与社会公益性指标这四个方面实施考核。

②科室绩效（科主任绩效）。科室整体绩效指标的评价就是指科室绩效，它可以被认定为科室主任的绩效考核标准，科室主任的收入与其直接挂钩。新医改的政策号召医院重现公益性特征，因此在制定医院科室绩效考核指标时需把重心从往常的经济效益指标移向展现医院的社会责任等的公益性指标，比如有关的运营成本控制指标、完成政府指令性任务指标以及患者费用控制指标等。由于一些医院需要承担相应大学的科研教育工作，因此科研教育也属于科室绩效考核中的关键指标。

③普通员工绩效。医院需要在社会公益特征和发展战略的基础上制定普通员工的绩效考核指标。在设置普通员工绩效考核指标时，必须充分对比分析不同岗位之间的差异性，按照员工岗位工作内容和职责分工的不同，合理设置出对应的考核差异化指标。基于这些差异化考核指标，就可以考评不同岗位对应的员工工作能力，最终设计出有效规范的岗位绩效指标调整方案。

首先，医院在进行绩效考核的过程中，不单纯地是为了对考核的结果进行公布，或者是对工作人员进行奖惩，其主要的目标是通过优化工作人员个人工作绩效，为医院目标的实现奠定基础。其次，一个全面的绩效考核周期完成后，工作人员应该对自身的绩效情况进行分析，同时对问题以及原因等机型总结，在此基础上针对具体的问题进行合理的调整。医院管理者应该针对个人的绩效进行横向以及纵向的比较，从而可以明确具体情况，掌握相应的原因，针对具体问题实施相应的方法，不断提升整体绩效水平。

此外，人力资源部应重视绩效考核的结果，将最终获得的结果进行保存，为工作人员后期的奖励以及晋升提供支持。这种方式不仅可以为后续工作提供支持，降低工作的主观能动性，提升工作热情，让工作人员对医院有种隶属感，使工作人员以及企业之间的关系更加和谐，同时可以保证工作人员的稳定性，为医院的持续稳定发展贡献更多的力量。

（五）健全财务监督方法体系

医院财务监督的基本原则是提高资金使用效率、增收节支、加强经济管理，应始终秉承这一原则，对医院的财务监督技术手段和方法进行不断的改革和完善，将一般性的和重点性的融为一体，将阶段性的和经常性的融为一体，以此来确保医院财务监督发展更加合法化、合理化和科学化。

对于医院财务监督来说，它具有两方面的职责。一方面需要对医院的各项财务规章制度和财经纪律进行监督并确保其顺利执行；另一方面需要保证财务工作的合法化和合理化，这就需要在财务监督的过程中讲究方式和方法。对于医院的一些大的项目开支、医疗收支和固定资产等在监督的过程中一定要严格不要出现疏漏。

对于医院的一些正常开支和普通的账务及医院的薪资等可以进行必要的抽查。随着计算机技术的不断发展，财务监督电算化已经较为普遍，可以在监督中充分利用计算机程序进行控制，对医院的医疗收费情况、成本核算情况、资金的运用情况和财务的收支情况等进行监督和检查。

第八章　医院财务信息化建设策略探讨

只有在最大程度上保证医院内部的财务管理取得一定的成效，医院才可以实现可持续发展的基本目标。在信息化技术应用的背景下，医院实施创新管理策略可以有效提升医院内部财务管理的整体效率。本章分为财务信息化基础、医院财务管理基础系统、医院运营管理一体化系统三节，主要包括财务信息化概述、医院财务信息化的必要性、现阶段医院财务信息化建设存在的问题等内容。

第一节　财务信息化基础

一、财务信息化概述

（一）财务信息化的含义

财务信息化是医院财务工作的一项重要手段，财务信息化包括以下两个方面的内容：一是医院财务信息化，二是医院财务管理信息化，二者之间既相互区别又相辅相成。医院要想实现财务管理信息化目标，先就要改变传统的财务管理方法，而财务管理信息化是财务信息化的核心要素。同时，一家医院财务管理的信息化程度与其财务信息化水平高低有直接关系，从而通过影响财务进而影响决策。

要发挥现代财务管理制度的优势，需要现代信息技术的支持，充分发挥信息链管理在资金链管理中的作用，精准规划医院内部会计成本核算和预算计划以及绩效的确认。通过管理来促进医院质量的提升，确保资源得到优化配置，以较低的管理成本提高医院的盈利能力，最终使医院稳定向前发展。

财务信息化是通过信息手段将信息技术融入医院财务管理的工作中，进而影响医院价值管理导向，组织机构及运营流程也需进行相应调整。同时，财务信息化也将影响人才结构，对人才的管理及开发提出更高要求。由于管理信息化发展较早，对于医院财务管理信息化概念的界定可以参照管理信息化的定义。财务信息化是通过信息网络系统，集成并整合医院各类资源，优化信息流、资金流、工作流，推动医院管理绩效的持续提升，最终实现医院经济效益和竞争能力的提高。根据上述定义，有学者认为财务管理信息化是以价值成本为核心，以信息技术为管理手段，运用大数据、云计算等先进的高科技进行财务管理和控制，增加医院的价值，进而实现医院各类资源的相互融合。

我国财政部此前对财务信息化做出了明确的界定，即财务信息化是以实现盈利为目标，以先进的信息化技术为手段，合理的整合财务流程、开展财务活动的过程。这就是说，医院财务部门要运用以大数据、云计算为代表的科学技术，将资金管理和数据管理相结合，重构部门间的信息沟通渠道和方法。

根据这个定义，医院财务信息化包含以下几方面含义：

第一，定义虽然强调运用计算机和网络等现代信息技术为基础，但对财务信息化的理解不能只停留在技术上，它的核心在于管理的升级。

第二，要想实现医院的管理信息化，先要改变传统的财务管理手段。而财务信息化的管理过程不仅仅是配备了现代化的计算机设备，更重要的是要配备一批具备信息化管理理念和操作技能的专业人才。这也意味着医院对信息化人才的管理和培养需要投入更多的资源。

第三，医院在实施财务信息化过程中，应着眼于医院信息化的时效性、准确性以及医院的使用效率，同时还要注意融入信息化的管理思维，让信息化的专业技术思维融入医院管理的每个环节。

（二）财务信息化的主要内容

通常，财务信息化系统是一个综合性系统，较为常见的子系统包含全面预算信息化系统、合并报表信息化系统、资金管理信息化系统、财务核算信息化系统等。只有真正实现这些较为基础子功能系统的全貌集成和运行，才能真正从系统意义上帮助医院搭建整体财务信息化管理系统。

1.财务核算信息化系统

财务核算信息化系统的主要作用是进行基础的财务核算，并得出相关的财务信息，其模块主要有现金流量管理、固定资产、应收应付账款往来管理、总账等，这些模块的功能具体如下。

（1）总账模块

财务信息系统的核心是总账模块，所有的财务数据必须汇总或存储在总账管理模块中。总账管理同现金流管理、存货管理、固定资产管理、应收应付管理、合同管理等模块无缝集成。各子系统发生经济业务产生的凭证，都传递至该模块。总账管理主要包括凭证管理、辅助管理、综合查询等功能。

（2）往来管理模块

往来管理模块的主要工作是管理医院应付账款和应收账款，理清业务资金情况，为此，医院财务管理人员应当提供应收应付管理、账龄分析、钩稽核销等功能，并支持多种维度及多组织的应收应付业务查询及管理。

（3）固定资产管理模块

针对财务管理范畴，鉴于对实物资产的管理和财务意义上的管理所对应关注信息的不相同，建立与之匹配相对应的固定资产价值管理，主要是通过参照固定资产日常台账记载的内容数据，生成固定资产数据卡片，并对其进行折旧计提、减值计提及相应的调入调出管理。

（4）现金流量管理

医院三大财务报表中就包含了现金流量表。基于现金流量管理模块可以实现现金流量项目的自动分析和查找，为现金流量表的编制提供帮助。

医院财务核算系统涉及的内容较多，是一个综合性的系统，该系统涉及多个子模块，可通过子模块来完成相应的记账事项，最终实现数据集成。

2. 资金管理信息化系统

财务信息化系统能够帮助医院提高资金管理效率，有助于促进资金集中管理。资金管理通常涉及医院资金预测、投融资活动把控、资金流入流出控制、资金计划编制等内容，可以促进资金的正常流动，减少资金风险，提高资金周转效率。该系统具有诸多的子模块，具体如下：

①账户管理：其功能主要是内外部账户的冻结、注销和开设，以及外部存款账户的限额管理等。

②对内和对外结算业务：涉及的内容主要是医院对外收付款结算、内部款项结算等，医院应当结合实际情况开展资金管理，当医院存在资金需求时，及时按照预算计划拨付资金。

③利息计算：主要包括计算内部和外部账户资金利息，实现自动划账等功能。

④资金的监控和管理：及时了解医院的财务预算和执行情况，并汇总医院的资金流向、金额和资金余额情况。

3. 合并报表信息化系统

合并财务报表作为医院按照相关财经法规对外披露的正式会计报表，能够体现一个医院的现金流量走向、经营管理成果和整体财务状况，让投资者、医院管理人员等使用者能够充分了解医院的情况。

基于合并范围的不同可将合并报表系统分为多个级别，总部用户和中间层级、基层单位主体的主要功能是医院下属部门数据报表加工抽取、编制合并底稿、调整抵消分录、内部交易抵消等。

①加工抽取报表数据：基层主体单位按照合并报表需求抽取相关的系统数据，并对这部分数据进行校验和加载。

②报表审阅及抵消：中间层级主体对下级主体报表进行调整和审阅，在此基础上进行币种换算、本级抵消及最终的合并计算等。

③集团层面抵消合并：医院汇总部门进行损益及资产负债权益的合并抵消计算，得到合并报表初稿，最终形成对外披露报表。系统可支持抵消分录、内部对账、币种转换、报表审计追踪和流程管理，能够实现逐级合并和一次性合并。

4. 全面预算信息化系统

全面预算系统是典型的内部管理平台，能够帮助医院实现信息化管理。全面预算系统主要采用集中式网络框架，围绕信息共享和集中统一理念来开展财务预算、投资预算和经营预算，预算处理是系统的核心功能。全面预算系统的主要内容如下。

（1）预算编制

分析并汇总医院的全部业务，在此基础上结合实际情况进行管理，构建统一的预算体系，主要涉及人工成本预算情况表、三项费用预算表、业务经营预算表及三大财务主表的编制。

（2）预算控制和执行

控制医院的资金支出，在这之前先进行资金支出预估，然后对资金支出进行跟踪控制，开展事中和事后分析；动态监控预算的执行情况，尤其是一些核心指标的监控，及时对比预算数据和实际支出数据，明确两者的差异，及时发现问题，并采取针对性的解决措施。

（3）预算分析

系统支持即时查询功能，使用者可全面查询预算执行情况，在此基础上从医院经营、时间等角度来开展相应的分析。系统支持多种分析方法，能够帮助医院即时掌握预算执行情况。

（4）预算考核

预算考核是评价和考核医院预算的最终执行情况。管理者可通过系统获得综合性绩效考核评价指标，系统支持实际预算和预计预算的自动对比，为管理者提供绩效评价结果。

全面预算系统具有诸多的优势，如支持数据批量处理、数据处理效率高、数据处理量大等，能够让医院管理者从以往烦琐的统计和记录工作中解放出来，将更多的精力用于分析、监控和预测等方面，促进医院业务流程、资金流和信息流的统一。

（三）财务管理信息化的发展阶段

财务信息化的发展在中国经历了单一会计电算化、在局域网下运用统一网络财务软件和医院内部流程一体化的三个阶段。

第一阶段主要是通过把发生的经济活动形成的原始会计凭证运用编好的程序进行记录，从而达到了提升工作效率的目的。

第二阶段具体表现为医院利用局域网请专业的技术人员为医院量身打造统一标准的财务软件，从而使医院财务管理信息系统等多系统在同一软件中办公。

第三个阶段是为了使医院的管理层根据医院所反映的财务数据更好的决策，而在第二阶段的基础上新增广域网的技术和仓库储藏的技术，使医院内容和关联方的供应、生产、销售等多种流程融会贯通。

以上所描述的三个阶段是相互关联并且呈递进关系的。

二、医院财务信息化的必要性

把财务信息系统应用到医院的财务工作中去，可以把最先进的应用软件以及会计信息处理方式充分应用到财务人员工作中，使后者能以更快的速度把医院的财务信息整理完毕。由此形成的管理系统具有重要作用，下面将具体分析医院财务信息化的必要性。

（一）在财务信息化基础上建立管理体系

财务信息化系统的形成使医院具有快速融合经济数据的能力，提高医院对资金资本管理的能力。该系统的应用能够将目标医院不同部门之间的各类信息融合连接，形成以财务数据为连接核心的信息系统。它能让管理者通过医院的内部网迅速查到与自身业务有关的信息。

该系统的应用能帮助目标医院获得管理自身现金流的能力，能够对应收账款具体情况进行详细的分析和记录，能够使管理者快速了解医院资金使用情况；对运行资金的来源以及趋向进行全面的探究，让医院能够确保活动资金的安全性；迅速找到目标医院利益的取得点，为目标医院资本增值创造有利的条件。

（二）实现资金资本配置最优化

提升医院运用人才资源获取利益的能力，让医院资金资本配置最优化。新系统能够解决医院缺少快速核算数据的人才。之前，会计数据驻留的载体是纸张。此环境下，进行记录应收账款、材料购买产生的费用、医院销售药物引起的财务数据、医院运营生成的各种数据等信息的录入都需要会计人员通过较长时间才能完成。这些工作对操作者的执业素质要求较高。

在人工对这些业务产生数据进行核算的过程中发生核算错误的情况时有发生，需要会计人员对这些数据进行数次核算，才能把最后得到的正确结果正式确定为医院财务中的数据，但这样的工作会使医院耗费大量的人力。

财务信息化系统的建立使医院核算财务数据的能力得到增强，减少医院对会计职员的依赖；医院统计经济数据的速度增加，数值计算结果的正确性得到保证；避免因看错数据导致核算结果出现问题的发生。该系统的建立能够使会计人员从繁重的数据核算检验工作中解放出来，能有时间从事分析资金去向的原因、加大探究检测项目投资风险的力度等工作。

（三）提高财务数据的安全性

传统纸质会因环境条件的不足产生损坏，比如：虫子进入纸质文件里，会咬坏这些文件；空气潮湿度过大，会使纸质文件发霉腐烂。这些问题给纸质文件数据带来不可逆转的损害。

大量纸质文件存放需要占用对应的空间，工作人员找单独的数据需要耗费一定的时间。该文件不是放在桌面上便是被放在文件柜上，别有用心的人员直接能对这样的文件里的信息进行盗录。

在使用财务信息系统之后，医院数据被记录于数据库中。数据库所在位置为医院的机房，机房的安全级别是非常高的，没有非常高能力的人是无法进入这个数据库的。因此可以说，信息系统安全性是相对较高的。

（四）提高组织分析财务数据的能力

在信息技术与线下会计融合之初形成的财务管理系统，医院只是把该系统当作管理财务数据的工作，之后基于数据分析决策型基础上的财务信息化系统出现在人们面前。该系统不但能够通过对社会经济方面的数据进行深层次分析，而且能对医院在某个或任何时间段的经济数据进行分析，比如，过去医院可按月度、季度分析它在这个时期的财务数据，现在可按小时、分钟或实时分析该类数据，并生成动态更新分析效果。

该系统未形成前，医院可从单个或多个部门了解自身的商务数据；形成后，医院可对多部分多类型数据进行融合分析。能够收集多家医院经济数据实施联合获取计划，并从整体方面对这些数据进行分析，对比不同医院在经营经济数据方面的变化，通过这样的对比以及深挖数据，探究经营类型不同与实力不同的医院在未来的发展情况。

（五）满足医院发展所需

在网络信息时代背景下，医院各部门在管理工作开展过程中，对信息化技术的使用不断增加，已经成为一种趋势，并逐渐建立起信息化管理体系。

财务管理部门属于医院的重要部门之一，应与医院整体管理工作开展相协调，使用信息化技术，这样才有利于实现管理对接和合作。比如，当前网上挂号、预约等较为常见，对于信息化技术依赖较强，财务管理也应使用信息化技术，这样才有利于相关财务工作的开展。

（六）提升医院财务管理水平

医院财务管理工作必须做到与时俱进，这样才能提升财务管理水平，满足发展所需。信息化技术的应用，有利于财务信息的使用和挖掘，可实现财务管理的实时性，便于及时发现问题和解决问题，从而提升财务管理水平。

（七）有效推动新医改的开展

我国推行新医改，目的是解决民众看病难、看病贵的问题。在这一过程中，采取多种模式，如区域医疗合作、分级诊疗等，有效使用医疗资源，强化医疗服务效果。

为了保障相关工作顺利开展，有效实施财务管理对接，加强内部控制，信息技术的使用势在必行，如此才能实现财务管理动态化、全程化、系统化。

（八）有利于医院财务信息化管理决策水平的提高

在大数据时代下，医院收集数据的渠道更多，也就能够更加便捷地收集和整理各项有关医疗卫生行业的数据，其中包括业务、病种、环境等各个方面。对这些数据信息掌握以后，医院可以与自身财务系统的信息进行对比，分析这些数据之间有什么相同点和不同点，总结出这些数据信息发展的规律，并深入挖掘和掌握其发展趋势，同时借此了解宏观经济的走向。这些信息掌握以后，医院财务对自身的管理方向和管理策略的决断就更加科学化，非常有利于医疗服务的转型和升级。

（九）有利于医院卫生信息化管理的创新

通过对数据的收集和整理，就能够挖掘出其背后所隐藏的信息，比如哪些因素不利于卫生经济活动。而这些信息的挖掘和掌握非常能够帮助医院财务对其信息化管理方式进行创新，并且对卫生经济系统相关的信息进行整理，我国卫生经济数据公开的进程将会更进一步，医院的财务信息也会更加透明化，信息管理工作效率也会更高。另外，大数据技术使用的越来越深入，医疗行业的各项业务信息也会更加集中，我国卫生行业的机制创新也会更快。

三、医院财务信息化建设存在的问题

（一）财务管理人员整体意识欠缺

结合目前情况来看，有些医院的财务管理人员对财务信息化认识不足，没有从本质上认识到医院财务管理信息化的重要意义。事实上医院财务管理工作与各个科室、各个业务的开展有着密切联系，实现财务管理的信息化可以对各项数据资源进行整合，提高数据的整体性、统一性，及时发现医院在发展过程中存在的问题。如果财务管理人员整体意识欠缺，对财务信息化的重要程度认识不足，在日常工作中将无法有效应用信息化、数字化管理手段，在一定程度上阻碍医院的创新发展，相关政策的落实和实施也会受到极大的限制。

（二）缺乏对医院财务信息化的重视

在医院财务信息化建设过程中，一般情况下，医院部分领导并没有充分重视医院财务信息管理，导致医院财务信息化建设进程受到严重影响，这种情况发生主要原因是因为医院的特殊性质。医院的主要工作内容是治病救人，所以，医院领导都将工作重点放在科室管理方面以及临床方面，并且大部分医院领导普遍存在医院财务管理工作只是辅助工作内容，以辅助医院正常运行以及更好发展方式展开工作。

另外，相关财务管理工作人员对于医院财务信息化建设的认知也仅是停留在表面层次，他们更多认为医院财务信息化建设的主要工作目的是能够确保财务信息准确性及及时性等方面，并没有充分地认识到医院财务信息化建设的重要意义，进而导致缺乏对医院财务信息化建设必要性的重视，也没有积极引进先进创新财务信息化建设系统，财务信息化建设仅发挥了记账以及核算的作用价值，导致财务管理、决策以及分析等方面的能力发挥受到局限。

（三）缺乏相应的人才

从整体来看，医院财务信息的建设需要财务、医疗、信息三方面知识，相比其他财务管理人员而言，医院财务管理工作对财务人员的专业技能、综合素质要求较高，财务管理人员在具体工作开展中不仅需要掌握与财务相关的基本知识内容，而且需要熟悉医疗方面的知识，比如，要懂得医院管理中临床、医疗技术、保健、行政、后勤各科室的业务特征。同时要熟练操作信息管理系统，在此基础上才能将会计知识更好地应用到医院财务管理中，提高医院的财务管理水平。

由此可见，医院财务信息管理系统的建设对财务工作人员的综合能力要求较高，然而结合目前部分医院的财务管理现状来看，医院缺乏复合型人才，财务信息管理系统建设完成之后由于管理人员综合能力欠缺，导致无法充分发挥其应有的作用。

（四）财务管理信息化制度建设滞后

医院在财务管理信息化制度建设过程中，存在相关制度建设滞后问题。

第一，信息获取制度建设滞后。新医改背景下财务管理信息化工作开展，必须注重信息获取，这属于信息化管理的基础环节。但在实践过程中，一些医院有关方面的制度体系不完善，对于信息获取缺乏有效的约束和指导，从而导致信息获取不及时、不全面，导致财务信息化管理不足以反映实际情况。比如，一些医院仅注重医院财务管理相关信息的搜集，对新医保和整个行业的信息搜集不足，导致财务管理与发展"脱节"。

第二，财务信息化管理方面的披露和反馈机制建设滞后。一些医院在财务管理信息化工作开展时，相关信息的披露和反馈制度不完善，致使员工和主管部门难以了解医院财务现状，不利于其参与相应的监督工作，弱化了财务监督效果。

第三，信息使用管理制度落后。部分医院对财务信息使用管理方面的制度体系不健全，导致信息使用率较低，并影响信息使用安全。比如，一些部门对财务信息的使用权限设置不清晰，致使信息使用管理混乱，影响财务信息价值的发挥。

四、医院财务信息化建设的有效对策

（一）加强对财务信息化建设的认识

随着医疗水平的逐渐提升，医院的规模持续增大，服务质量得到了明显加强，在医院各项业务开展过程中涉及的信息数据越来越多，而医院重大战略决策的制定、发展方向的规划都要以完整、完善、及时的财务数据为基础。医院管理层领导和财务工作人员要意识到财务信息数据在医院长远发展中发挥的重要作用，明确其重要性才能加强对财务信息化建设的认知，为医院实现全面发展奠定基础。

此外，财务信息化建设是一个循序渐进的过程，包含的内容较多，财务管理工作直接决定着医院的经济效益和社会效益。财务信息化建设并非单纯的购买财务软件，与此同时也要提高基层财务工作人员的专业技能、综合水平和对现代化信息系统的应用技巧，与医院的各科室建立密切的联系才能有效推动财务信息化管理工作的全面开展。

基于以上原因，领导者和管理层要加强对财务信息化的认知，从本质上了解其重要性，树立财务信息化建设观念，在建设过程中投入充足的资金、人力，这样才能为医院财务信息化建设奠定基础。

（二）加强大数据应用人才培养

针对当前部分医院缺乏大数据技术应用人才的问题，需要加强对财务管理人员的专业能力培养，使其能够掌握熟练的大数据应用技术，将大数据技术应用在医院财务管理全过程中，从而提高管理人员的大数据技术应用专项能力：能够利用大数据技术分析医院财务管理工作中存在的多项风险，进而根据风险制定应对策略，将财务风险进行消除；或将财务管理风险引起的后果进行控制，完善推动医院可持续发展的重要措施，不仅能够提高医院医疗服务工作质量，同时能够促进其经济效益提升。

（三）健全财务管理信息化相关制度体系

医院应注重财务管理信息化建设中相关制度的完善，以其指导实际工作。

1. 完善信息获取制度

医院应明确财务信息获取制度，各部门应按照要求及时、全面地提供合规的财务信息。如果某一部门在有关方面存在问题，违反规定，应接受相应的惩罚。与此同时，为了有效开展工作，可以在每个部门皆设置相应的财务信息上传专员来负责具体工作落实。除此之外，医院在财务管理信息化建设方面，应具有大局观，注重对新医改、其他医院等相关信息的了解，与自身的财务管理形成对比，总结经验和不足，作为改进依据。医院在具体操作上，可以借助云平台实现这一目标。

2. 完善信息披露和反馈机制

医院在进行财务管理信息化建设时，为了强化对财务的监督效果，应建立全员参与的良好氛围。因此，医院应在有关方面建立针对性的信息披露和反馈机制。在具体操作上，医院可以设置信息共享服务中心，及时进行财务管理相关信息的发布与共享。与此同时，对于员工反馈的问题，应由专职人员负责处理，全程跟踪，做到有始有终。除此之外，医院可以在有关方面进行创新，对一些员工想要了解的财务信息，可以提前申请，财务部门审核，适当对其进行披露，接受其监督，从而强化信息披露和监管效果。

第二节　医院财务管理基础系统

一、医院财务管理基础系统概述

（一）医院财务管理基础系统的内涵

财务管理的概念是在 19 世纪末在我国产生的一门独立的现代经济学管理科学。在第二次世界大战之后，随着世界经济、金融的发展，电子计算机的广泛应用，财务管理的理论与方法实践在技术上取得了令人瞩目的突破性发展。迄今为止，财务管理已经初步发展成为一门既系统又具有相对的独立性、有利于融合多种财务管理知识的综合性学科，形成了一套较为完备的经济学理论体系和财务管理方法实践体系。但是，关于我国医院财务管理的基本概念，学者们由于理论上受中西方不同经济文化的影响和基于不同的角度考虑，对此的表述不尽相同。

在西方发达国家，经过了各界人士的长期努力，财务管理已经发展形成一个以医疗资金的管理和财务为管理中心，以医院经济管理求利的原则实践为理论基础，以经济科学的理论和方法实践为基本指导，先进的和相对动态的财务管理的系统，而且这一管理系统较过去任何一个时候以及任何一种管理的系统都更加具有社会开放性，因而也更加富有社会挑战性。

医院财务管理基础系统是医院信息系统的重要组成部分，及时正确地获取财务数据，监督把持预算的应用，对财务部门和决策层都是非常重要的。

在财务管理史上，财务软件系统的开发和应用，是一次深刻的革命，它可以提高财务管理质量，从而提高财务管理水平，有利于实现财务管理信息化。财务软件系统在财务管理中的作用比较大。

财务软件系统的核心是集中管理、优化理财的理念。同样的，医院进行整体运作，集中财务管理的信息化平台，可以强化财务各项基础管理工作，提高医院整体管理效率，同时提高财务运作效率，使其发挥很好的作用。

（二）医院传统财务管理系统的特点

过去的医院财务管理基础系统相对简单，主要运用 Microsoft Excel 或 WPS 两种软件对财务数据进行计算。财务人员需要掌握不同版本的软件，同时要使用不同的函数及数学模型求出各项数值。

由于医院每日资金流巨大，同时医院各科室与其他部门数量庞大，因此需要多名财会人员进行财务管理，一旦出现计算错误可能需要非常大的验算量才能找到账目问题。一些医院不同科室系统接口不统一，财会部门不能随时汇总账目数据，统一汇总也会有遗忘或数据错误等现象发生。

（三）智慧财务管理系统在医院管理中的应用

医院财务属于医院的数据，使医院无法对财务系统进行外包。医院必须使用自己的系统，才能保证财务数据的安全。设计智慧财务系统，可以有效对医院中各系统进行对接，确保数据的实时共享。

设计者在设计系统时可以将常用的数学模型写入其中，使数据结果能随时在系统中显示。这样做不仅降低了数据计算量，而且降低了医院的财会投入，还保证了数据的实时性。

医院智慧财务管理系统的建立有利于医院进一步对所有系统进行对接，统一接口，增强医院的管理，方便进行数据收集。医院可以在接口统一后建立专门的病例数据库，庞大的数据库可以帮助医院对一些疾病建立数学模型，有利于一些疾病的研究，通过临床治疗、用药的观察，有助于医疗方式的突破。医生掌握丰富的医疗知识和详实的数据资料对患者来说能够更快地进行疾病确诊，能够用科学的方式对疾病进行排查。

二、医院智慧财务管理系统的构建

信息化的发展给予了财务管理新的方向和空间，对于财务管理中的常见问题、难题、风险点等，都可以通过信息化手段进行规避和解决，提升财务管理质量，降低财务管理风险。

医院等事业单位可以不再拘泥于仅仅使用信息化系统，而是搭建一个完整的智慧财务体系甚至智慧医院体系，将信息化普及到医院的各个岗位、方方面面，并将各信息系统关联、统一、集合。信息系统不单单只进行业务操作，还可以进行业务操作记录、管控、监督、预警、处理、集合、生成报表、分析等多维度的管理功能，可以顺应业财融合的趋势，帮助财务岗位更详细地了解医院以及各科室的运营情况，为各科室以及医院领导层提供严谨的发展方向和决策帮助，也可以帮助各科室了解本科室的财务数据，不再只是"低头走路"，也可以"抬头看天"，为科室的运营提供更为明确的方向指引。同时，智慧财务体系是实现精细化管理的有效途径，智慧财务具有全面性、严密性、全局性、实时性、预警性等特点，从各个关口进行把关，可以最大程度降低资金管理风险。

智慧财务管理作为新型的财务管理模式，要改变传统医院财务管理模式，不仅需要足够深度的理论依据，而且需要完善的系统设计。智慧财务系统的设计和建设首先需要进行理念的转变，转变医院传统财务管理思维，转变财务人员对于财务管理的认识；其次要进行完善的顶层设计，依托先进的信息技术，通过完善的信息系统设计，实现业财深度融合，将财务管理嵌入业务流程中。因此，医院智慧财务系统设计需要从理论和实践两方面入手，建立全方位的智慧财务理论框架，同时建设信息化平台予以辅助，实现智慧财务系统的落地。

（一）智慧财务管理系统的设计思路

1.整体思路

智慧财务系统的设计以智慧财务管理理论框架为基础，以医院管理目标为系统目标，以全流程控制为方法，以财务管理标准为手段，建立智能化的信息系统平台，通过物联网手段建立智能终端记录数据，实现财务管理数据的记录、统计、分析功能，为医院决策做出数据支撑。

2. 标准设计

财务管理作为医院管理的重要组成部分，应当设计标准化、规范化的操作流程，制定精细化的操作标准，固化流程中各环节、各岗位的操作要求，规避操作风险的发生，在财务流程规范化的同时，带动业务流程向标准化、规范化发展。

智慧财务系统标准的设计应当以财务指标为数据口径，根据医院制度和相关会计准则进行精细化操作要求的设置。标准设计范围不仅包括医院业务报销、资金支付、票据管理等活动，还包括财务数据统计、财务报表分析、财税政策更新等。

全面完善的标准设计能够更加直观简便地呈现智慧财务系统，能够使医院业务人员通过简单的操作进行业务活动的财务化转换，增加医院员工对智慧财务系统的认同感，方便医院员工接受智慧财务系统，促进业财融合。

财务管理的标准化是信息化建设的基础，在标准设计完善的基础上，实现各类财务数据的标准化。智慧财务信息系统能够实时收集数据准确转换数据，并通过大数据技术对财务数据进行深度挖掘，通过云计算技术对财务数据进行加工存储，为医院决策做出及时、准确的数据支撑。

3. 阶段建设

智慧财务系统作为全流程、全方位的综合财务管理系统，其建设过程不是一蹴而就的，不仅需要医院管理理念的更新和接受，还需要做好承担制度变迁成本的准备。智慧财务系统的建设必然需要投入大量的资金，特别在系统设计以及建设的初期需要承担更大的资金风险。因此，为了降低系统建设期间的风险，应当将系统建设分阶段进行。在系统建设每一阶段建设测试完成后直接进行实际操作，从实践操作中积累数据和经验，同时开始进行系统下一阶段的设计和建设。

智慧财务建设分为三个阶段，下面将进行具体介绍。通过三个阶段的建设，完成智慧财务系统整体的构建。

（二）智慧财务管理系统的阶段建设

智慧财务管理系统建设分为三个阶段：第一阶段作为智慧财务系统的基础，构建智慧化信息系统，搭建智能的信息化平台，完成财务标准的转换，嵌入信息系统中，对业务实现精细化的操作要求。第二阶段作为智慧财务系统的拓展，利用智能终端对原始数据进行采集和存储，结合人工智能将原始数据转换为财务数据并记录、统计和存储，将业务流与财务流深度融合，针对财务管理问题从业务源头做出优化方案。第三阶段是利用大数据、云计算等信息技术对前两个阶段记录、统计的数据深度挖掘分析，促进医院财务管理聚焦医院价值管理和风险管控，为医院运营管理决策实现多角度、全方位的数据支撑。

1. 第一阶段建设

（1）建设思路

第一阶段是智慧财务系统建设的基础，需要财务人员梳理规章制度和财务职能，从医院内部控制、风险管理方面制定相关财务管理标准，从医院预算管理、资金管理方面制定医院线上报销标准；同时需要与软件公司进行沟通，将各项财务管理标准转换为信息系统的控制语言，完成财务管理信息化的转变。

（2）信息系统建设

在第一阶段完成的还有信息系统的建设，智慧财务系统的信息系统的设计思路主要借鉴了互联网经济的思维，建设信息化平台，对业务系统分类整理，将业务系统分模块建设，减少业务串联风险。与此同时，预留信息传输接口，为以后接收外部系统数据做好准备。一般来讲，智慧财务信息系统数据的各个环节的技术标准和系统建设应交由软件公司完成，其中包括采集、传输、转换、处理和存储等环节，并且应由医院信息部门和财务部门以合同为依据同时进行监督并及时修改，保证信息系统的建设能够基于设计思路顺利推进。

在第一阶段建设过程中，首先要组织历史数据整理和交割，确保以前期间数据在智慧财务系统中的可追溯性，确保数据的准确性和完整性；其次要实现医院内多系统数据对接，保障业务数据传输转换至智慧财务管理系统中，为下一阶段深度挖掘和分析数据奠定基础；最后要深入业务源头，建设合同模块，推进合同信息数据化建设，促进业务流与财务流的深度融合。

（3）建设目标

第一阶段的目标是信息系统基本建设完成，在信息系统中将财务管理标准全部转换为信息系统规则，保证在系统中做到对业务的标准管控，同时能够完成对系统中的数据实时采集、准确统计，保证数据的时效性和可追溯性。

2. 第二阶段建设

智慧财务系统的第二阶段设计以第一阶段信息系统为基础，设置智能终端设备接入信息系统，同时借助人工智能技术实现财务管理中简单性、重复性劳动的自动化和智能化。第二阶段的建设分为两个模块：对账管理模块和核算管理模块。

（1）对账管理模块

对账管理模块设计分为两个部分：业务前端对账和财务数据对账。两者分别从业务前端和财务后期数据处理入手，避免财务人员简单重复工作的浪费，同时，智能化处理数据信息也可以减少人员操作风险，为医院节约管理成本。

业务前端对账是通过设置智能终端对纸质单据的信息进行信息化处理，对接外部财税数据和内部电子档案数据，实现对原始单据自动化查重处理和税务查询。区别于传统财务审批模式，对原始单据的自动化处理节省财务审批时间，财务审批人员对业务单据的审批可以更偏向于业务流程优化和价值创造方面。

财务数据对账是以原始单据数据的信息化转换为基础，通过银行、支付平台等外部数据接入和传输，将数据转换为财务管理标准，然后通过对账系统进行财务数据对账，实现财务数据对账的自动化和智能化。财务数据对账相比较传统财务管理手工定期对账模式，可以实现财务数据的自动化实时对账，规避财务人员操作风险，同时避免医院资金风险。

随着支付宝、微信等新支付方式的出现，支付信息可以在支付平台进行实时查询，财务数据对账系统可以实时提取支付平台和医院收费系统的数据，按照设置的财务管理标准自动化实时对账，如果有错账发生，系统会识别存储错账信息，并提示财务人员进行退费操作，在节省财务人员多系统查询信息时间的同时，也保证了患者和医院的资金安全。

（2）核算管理模块

核算管理模块设计分为两个部分：会计核算自动化和财务报表自动化。其中会计核算自动化是财务报表自动化生成的前置和基础。

会计核算自动化需要借助会计机器人实现。以会计核算口径设置完善标准的技术指标，形成会计核算信息化规则，在充分控制风险的前提下模拟人工自动生成会计凭证，实现会计核算自动化。

会计核算自动化实现会计凭证的自动生成，减少财务工作中简单重复的人工操作，同时节省财务人员的时间，有助于财务人员向价值方向转型。

财务报表自动化的设计以财务报表自动化生成为目标，按照财务报表标准设置规则，信息系统自动提取账目数据，收集数据并统计汇总，自动生成财务报表。通过信息系统设置，财务报表各项数据可以实现穿透功能，可以从报表数据穿透到业务单据层面，直接看到原始单据影像，实现业务流与财务流的深度融合。

财务数据的信息化存储是财务报表自动化的基础，不仅可以直接生成会计制度要求的各种财务报表，而且可以根据外部审计需要，直接通过信息系统生成审计需要的各类报表，节省财务人员统计数据的时间，避免手工统计数据的操作风险。

3. 第三阶段建设

智慧财务系统第三阶段作为智慧财务系统的最终阶段，设计目标是利用前两个阶段记录、统计的数据辅助医院运营决策，实现医院财务由简单的数据统计分析向多角度、全方位的决策支撑转型，发挥财务管理价值管理和风险管控的职能。

第三阶段主要是大数据技术的运用和实践。智慧财务系统前两个阶段的运行中积累医院海量的业务数据和财务数据，通过大数据技术的深度应用，利用作业成本法、价值模型诊断等数据运营分析工具，重点聚焦医疗资源价值分析，推进优化业务流程，推进医疗资源有效配置。在第三阶段，通过专题分析和定期分析，设置数据风险标准进行数据校验，对医院财务数据进行深度挖掘，实现对医院风险的及时预警，强化医院财务风险管控的职能。

智慧财务第三阶段的最终目标是在信息技术条件允许的情况下，利用人工智能的学习能力，通过学习财务数据间的逻辑关系和业财数据间的对比模式，可以做到自主挖掘分析数据，做到代替人工进行简单逻辑下统计分析的自动化。

（三）智慧财务管理系统的信息系统架构

对于智慧财务系统而言，其完成数据记录、统计和分析的重要基础就是数据的标准化和信息化，由此可知，智慧财务系统成功与否在很大程度上取决于信息系统平台设计的好坏。

在具体实践中，信息系统的设计应当主要包含四个层次，即数据获取、数据处理、数据访问和决策分析。以业务全流程作为信息系统的前端，以财务管理标准作为信息系统的控制手段，与此同时，将外部数据接口预留出来，从而使外部数据的收集记录变得更加方便。

信息系统设计主要由专业软件公司负责，以医院的实际情况为依据及时进行修改，通过调查其他医院构建的业财一体化信息平台的情况，医院信息部门完成信息系统整体架构和具体应用层信息的设计，主要分为业务数据处理层、移动应用层、管理应用层和智能应用层四个层次。

1. 业务数据处理层

（1）基础数据层

智慧财务信息系统的基础数据层设计以数据标准化为目标，建立细密信息颗粒度的集成数据库，构建以财务数据为口径的数据管理体系。依托智慧财务信息平台，基础层数据将实现对医院数据的全天候、多维度管理，建成全面详尽的标准化数据中心，实现医院业务相关数据的财务口径整合。智慧财务系统不仅可以从数据库中准确、及时获取数据，而且能够对医院相关数据做到标准化整合和精细化处理，财务人员可以从业务流程中为医院运营管理、绩效考核等管理工作提供全方位的财务数据支撑。

（2）业务应用层

业务应用层作为智慧财务信息系统中承接外部数据与管理应用的数据输入转换层级，设计为医院业务流程和财务流程信息化转换的主要平台，需要包含可视化界面操作、数据采集存储功能和自动化信息转换手段。业务应用层主要设计为报销管理模块为外部数据接入，银医直连、票据影像管理和电子档案管理模块为数据存储功能，核算管理模块作为数据转换手段，将业务数据转换成财务口径，满足智慧财务系统的数据支撑需求。

业务应用层利用信息系统将财务职能以信息化规则的方式嵌入业务流程中，在强化医院报销业务制度的同时，有效优化报销业务流程，同时简化报销与财务口径数据转换，加强医院预算管理的执行和内控制度的考核，推进医院财务管理的标准化和规范化，保证医院经济活动合法合规，提高医院报销业务的效率，提升医院业务人员对智慧财务系统的认同感。

2. 移动应用层

移动应用层设计主要以物联网相关技术为基础，建设智慧商旅模块和移动审批模块。智慧商旅模块基于简化医院人员外出培训出差等事项的流程为目的，模块应用设计以医院合作软件公司进行相关智慧商旅平台的开发为基础，整合差旅业务相关企业社会资源，提高医院人员出行效率，降低差旅报销业务人工操作风险。移动审批模块基于手机端 App 的开发，将报销业务场景转移至手机端，淡化工作场地和工作时间对报销审批业务的影响，审批人员可以利用碎片化时间进行弹性的业务活动，提升医院报销业务审批效率，打破审批业务时空隔离。

3. 管理应用层

随着新医改各项政策的执行和落实，医院财务管理逐渐转变对于预算管理和成本管理的认知，从传统财务管理片面追求结果的控制逐渐转变为实现全面预算管理和战略成本管理。

智慧财务信息系统的管理应用层设计的主要方向是从全面管控目标出发，将全面预算管理体系嵌入系统，做到预算管理事前预测、事中控制和事后考核，形成全流程闭环处理；将战略成本管理思维与系统相结合，设置合同管理模块在事前对业务事项的合规合法进行管控，设置风险管理模块对业务流程风险进行全流程管理，增强财务人员风控意识，并逐步增强业务人员的风控意识。

4. 智能应用层

智慧财务系统的最终目标是为医院决策提供多角度、全方位的数据支撑，结合物联网技术，智慧财务信息系统的智能应用层将设置信息处理平台，并运用智能报账机、财务机器人、银行回单机器人等先进技术构建医院全面自动化的智能数据平台。

智能应用层的设计应利用先进信息替代财务管理中简单重复工作，解放财务人员，增强财务人员的专业素质和综合素养。财务人员的工作需要的不仅仅是专业方面的知识，还需要深厚的管理素养，这些能力的培养需要将财务人员从简单重复的工作中解放出来，因此，智能应用层的设计的目标之一就是提高财务管理工作效率，解放财务人员时间，为医院培养财务人员的专业知识和管理素养，保证财务人员向管理型会计转型。

（四）智慧财务管理系统建设的保障措施

1. 制度保障

完善内控制度完善的内控制度和严谨规范的业务流程可以大大降低资金管理的风险，从制度上和流程上规避容易产生风险的风险点，将不相容岗位相分离，核心重点岗位应执行定期轮岗制，保证各岗位人员之间互相监督、互相制约，避免审核不规范、责任不清的情况，规避一人或少数几人即可随意挪动资金的风险。

对于重要印章、银行印鉴、医院及法人证件等重要文档物件，应由多人分散保管，制定严格的用章管理规定，确保医院重要印章、公文等不被偷用、乱用。另外，由于医院收费窗口存在大量现金，医院内部出纳岗位也会存在一些备用金，现金管理也是医院资金管理中非常重要的一部分，需制定严谨的现金管理规定并严格执行。

对于医院门诊、急诊、住院等收费窗口应严格执行日清日结，设定库存现金限额，超出部分缴存银行，且收费管理岗位应定期、不定期进行现金盘点，防止收费人员私用资金的情况。对于医院内部出纳岗位，应设置严格的备用金限额，日清日结，不得坐收坐支、设立小金库等。

医院除财务部门明确设置的收费窗口外，任何部门及个人不得私收现金，医院所有的资金流入与支出都应通过财务部门的规定流程。同时，对账工作也可以极大程度降低资金管理的风险，医院对外对内银行流水众多，应设立专门的对账岗位，每日监督医院的资金动向，进行严谨的对账工作。在每月结束时，对账岗位需对当月所有银行流水与账务相核对，确保账实相符，资金没有缺漏不符，如出现异常应及时查明原因并处理。

（1）制定章程进行全流程管理

为保证智慧财务系统的顺利建设，在设计时应制定和完善系统建设阶段的管理制度，并结合医院内控制度建立系统建设过程组织、实施、验收、评价和改善的全流程管理机制，进一步强化系统建设目标，明确系统建设目标、进度和质量。

（2）再造财务流程

智慧财务的财务流程再造主要集中在业务报销工作里，因为业务报销工作是业务流与财务流冲突最为集中的环节。在系统运行前期可在财务流程中增加初审岗位，初审岗位人员可指导职工填写单据，并简单查验单据填写以及票据粘贴是否规范，可以规范原始单据的附件粘贴格式，这样既可以提高员工满意率，又可以降低单据的不合格率。

（3）建设财务反馈机制

在实现基本核算与账务处理模块的稳定运转后，医院应当进一步加强财务分析模块建设，完善指标分析体系，将预算与执行差异予以反馈，对收入与成本进行追踪，在信息化的基础上发展成智能化，实现智慧财务系统的升级建设。财务分析模块建设将为业务提供准确、精细、多维度、多元化、实时的经营信息，充分利用业务大数据进行实时记录业务、生成精准分析报告，不但能指导成本管控，而且能完成价值创造，这会成为未来智慧财务继续努力的方向。

2. 组织保障

建设智慧财务系统应当强化组织领导，在系统规划设计之初应成立相应的建设管理小组，由主管院领导担任组长，负责建设期间整体筹划和协调工作，保证系统建设的方向和目标；由医院职能部门负责人担任副组长，负责建设期间部门内部工作规划，同时负责与其他部门协调工作，保证系统建设的顺利进行；各职能部门相关人员为组员，负责系统建设的具体工作，保证系统建设期间出现的具体问题能够及时得到反馈和解决。

设立智慧财务系统建设管理小组，不仅可以保证系统建设自上而下统一目标，顺利推进，而且可以形成自下而上的反馈机制，系统建设期间出现的具体问题有专人负责，及时针对问题进行解决，对不能解决的问题可以及时反馈上级领导，由上级领导协调解决。

3. 人员保障

（1）转变人员观念

智慧财务的管理模式对医院管理水平的提高起着不可磨灭的作用，因此职工必须转变观念，配合财务人员做好医院整体的智慧财务系统建设。只有做好此系统、完善此系统，职工才会越来越便利，领导才会做出更有利于医院发展的决策。短时间的麻烦以及烦琐是为了更便利，以后电子票据的盛行、智慧商旅的大范围上线等会减少这种烦琐，从而增加填单的便利性。财务人员短期的增加工作量，未来都会进行减少，并且系统之间的融合度会进一步提高，细节的逐步完善会推动系统趋于完备，流程的控制越来越严格，要坚信智慧财务系统会在多方配合下高效率运转。

（2）提升人员素质

财务团队的建设对于医院来说非常重要，尤其是面对飞速的社会发展和需求，医院构建新型智慧财务更需要高素质、高文化、高技术水平的人员加入，应摒弃传统医院招聘流程不规范的情况，通过公开招聘或人才引进的方式招聘优秀的财务人员，将财务各个岗位交由专业人员担任，确保财务工作进行的专业性。

另外，医院的特殊性使得大多专业技术过关的财务人员在刚入职时也无法完全掌握医院财务工作，所以应设置严格详细的岗前培训和考核。同时，医院也应定期、不定期进行专业素养和业务知识的培训，鼓励财务人员进行继续教育，不断提升财务人员的工作能力。

最后，应梳理财务团队的向心力和凝聚力，加强财务人员的职业道德素养建设，熏陶财务人员对医院和自身岗位的热爱，增强其法律意识和责任心，培养全方面综合素质优良的财务人才。

（3）调整财务人员结构

由于简单重复性工作已经交给系统自动完成，财务人员结构需要做出相应调整。医院应加强财务人员培训，从培训核算技能转变为培养管理能力，财务人员逐步转至管理会计岗、分析岗等岗位，提升财务人员复合能力；并对财务人员实行分流管理，对不合适的财务人员重新定岗，降低人工管理成本。

4. 资金保障

智慧财务系统建设的物理基础为智慧化信息系统和各种智能终端设备，价格相对高昂，而且由于系统建设周期较长，资金支付延迟风险较大。在系统建设时应当以专项资金的形式管理智慧财务系统资金往来业务，根据系统建设进度预计资金结算金额，并据此提前规划资金，以保证系统建设期间资金的配套支付。

医院由于自身的特殊性，需要面对的检查和审计较多，特别是针对医院资金往来的审查尤为严格，因此，在系统建设期间的资金支付需要医院审计部门予以配合，针对系统建设期间的资金支付提前进行内部审计，规避医院资金往来的审计风险。

5. 安全保障

智慧财务的信息系统需要与医院本身的各信息系统之间进行深度链接，搭建医院全面深度的系统网络，因此，在系统设计时医院需要考虑如何保证信息系统本身的安全，避免信息泄露的风险。

医院可以在信息系统之间搭载局域网，所有信息的交互在局域网内进行，避免医院信息泄露或者被外网入侵的风险。同时，为了信息正常对外传输和领导手机端审批单据的需要，可以在外部互联网中设置 VPN 接口，并设置信息传输和审批权限，在保证信息安全的同时保证医院信息数据正常传输的功能。

6. 技术保障

医院智慧财务系统的顺利建设和平稳运行需要医院信息系统的支持，智慧财务信息系统与医院其他信息系统实现自动无缝对接是保障医院数据的统一与交互的必备因素，因此，必须对医院的各信息系统进行融合。其中，智慧财务系统的基础人员字典要与人力资源管理系统进行对接，并根据人力资源管理系统的数据变动而及时更新；智慧财务系统对接医院预算管理系统，两个系统结合可以减少人工重复录入数据的次数；与合同管理系统对接，可以实现合同在业务报销时全流程覆盖，满足报销可控性的管理要求。

只有与医院各个系统全部实现无缝对接，才能使整个系统形成闭环，并在此闭环中互相监督、共享数据。比如，合同管理如果对接好，在报销时合同的相关信息就会传递至智慧财务，不但达到了控制的目的，而且经办人无须再上传合同，审核时合同的关键信息就会呈现出来，真正地实现了业务流与财务流的共享和控制。

第三节　医院运营管理一体化系统

一、医院运营管理一体化系统概述

医院运营管理一体化系统是针对医院物资管理（物流）、人力管理（人流）、财务管理（财流）、信息管理（信息流）集成一体化的管理系统，在信息技术的基础上，用系统化的管理思想，将多元数据融合分析，使医院管理模式精细化和具体化，弥补以往医院在财务核算、预算、成本分析、物流供应、资产管理等方面的不足。一般来讲，医院运营管理一体化系统主要包括以下几方面的内容。

第一，医疗、后勤物资和固定资产的出库、入库、转移、盘点、维修、计量、原值变更等业务信息自动生成会计核算凭证。

第二，物流、固定资产的实物账可以与会计账之间直接进行账实核对。

第三，薪酬系统可以根据业务的需要，自动生成应付工资、扣款以及实发工资的会计凭证。

第四，成本管理是把医院内本期所有的运行成本和收益进行汇总统计分析，为下一期的运行计划做预算，也为管理层决策提供数据支持。

由此可以看出，每一步的管理环节都是以成本核算为最终目的的，医院的运营成本中物资消耗成本占很大比重，把基础管理做好才可以提供可靠的数据供核算系统进行分析，保证精细化管理的科学有效。

二、医院运营管理一体化系统的目标与需求

（一）建设目标

医院运营管理一体化系统的建设应当结合医院的战略发展目标，借助现代化的管理技术经验，确保医院运营信息透明、及时、准确，实现医院业务信息化、规范化、精细化管理，达到改善综合运营管理战略、提升决策分析能力、支持科研和教学研究的整体目标。

我国医院作为社会中的公益性机构，需要承担更多的社会责任，因此需要利用信息技术为医院提供快速响应、互联互通的技术支持，以保证管理部门与业务科室之间的有效沟通。医院的业务系统可以为运营管理系统提供必要的基础数据，

如收费数据、药品耗材领用等数据协助完成医院的成本、绩效等方面的管理。运营管理一体化系统可以为业务系统提供物流信息、科室沟通等功能的支持。医院运营管理一体化系统通过对现有系统的替代和整合，实现了现有系统间的信息传递和交互，并对日常业务数据进行收集和记录，保证信息的全面性和完整性，为事后的追溯查询及管理决策提供数据基础，并在运营管理的过程中增加流程和内控节点，加强管控，提高效率，最终形成业务记录、沟通交互、流程内控、数据追溯、决策分析的闭环管理模式。

医院运营管理一体化系统的建设希望实现以下目标。

1. 实现院内系统集成

升级改造现有应用系统，完成院内业务流程重组与系统集成，实现物流与资金流的信息化呈现和一体化的管理，使有限的资源投入获得更加合理的社会效益和经济效益产出。在系统集成的基础上构建医院数据中心，进而实现对现有数据资源的进一步利用，最终完成协助医院提升运营管理水平的目标。

2. 建立统一的集成平台

建立以 ESB 架构为基础的统一集成技术规范，以主数据管理为基础的统一字典规范，在上述两个规范统一的基础上，实现各业务系统集成接口的统一定义，指导现有、未来各业务系统完成信息整合，实现面向服务的，具有标准化、松耦合、兼容性好等特点的，适应未来发展要求的集成系统。

（二）整体需求

医院运营管理一体化系统的核心需求是建立可平稳运转的标准化的信息集成平台，协助医院的运营管理进行资源共享、信息沟通，达到业务系统互联互通的目的。

1. 财务业务一体化

医院运营管理一体化系统的首要目标是达到财务业务的一体化。财务业务一体化是一种财务管理方式，同时也是一种较为先进的管理理念。传统的会计的核算属于事后报账，这种滞后无法保证信息的实时性，使会计并不参与管理工作，也不能做到财务的实时监控。而财务业务一体化将传统的会计核算的被动发生变为了主动记录，采用事件驱动的方式记录业务，实现了经济业务的实时管控，对于医院而言，可以实现业务流程、财务流程和管理流程的一体化管理。

　　财务业务一体化分为横向一体化和纵向一体化。横向一体化的具体内容包括预算管理、成本管理和资金管控，从预算规则制定开始，到预算使用的成本控制、资金管控，再到财务报表功能，最后进行下一阶段的预算制定，进入新的管理循环。实现财务的横向一体化的闭环管理使预算、成本、财务一系列流程环环相扣，因此需要完成财务系统与业务系统、业务系统与业务系统的互联互通。横向一体化将预算管控的思想融入财务管理的过程之中，事前制定预算方案，事中借助通过系统集成完成业务系统数据向财务系统的传递和高质量、高效率的会计核算工作，保证预算的执行。整个流程对业务成本和资金流向进行严格的管控，借助预算的执行情况实现财务的实时控制，系统的高度集成和共享保证数据的完整性，为事后的分析提供支持。

　　财务业务的纵向一体化是指业务系统与财务系统的一体化集成。将财务管理功能的流程贯穿于业务系统之中，在系统进行业务处理时，自动生成相关凭证，实现业务系统向财务系统的实时数据传输和业务系统对财务系统数据的查询统计。纵向一体化的实施过程是对医院业务流程的分析和重新组合，比如，之前的采购、库存管理优化后变为采购计划、采购入库、应付管理等，在业务处理的基础上增加财务报表、决策分析等功能，实现业务的联动。纵向一体化借助财务管理的视角，为业务流程优化新的分析角度，使业务管理更加规范化，管理信息更加透明化，帮助医院科学决策，规避风险。

　　纵向一体化通过经济业务自动生成业务凭证实现财务信息实时处理。首先医院财务人员根据自身工作经验以及现行的会计制度，对财务凭证模板进行设计。随后在信息系统设计时，增加凭证生成器，凭证生成器中存储凭证模板和具体的凭证生成规则，当经济业务发生时，凭证生成器根据预设的凭证模板自动生成相应的业务凭证。这样的工作方式使经济业务发生时就可生成相应的会计凭证，保证了会计信息高效的生成和处理。

2. 物流资产精细化

　　伴随着现代物流管理的发展，其通过对物流活动的组织协调以实现成本管控，提高物流效率的功能越来越为管理层所重视。医院运营管理一体化系统需要借助现代化的物流管理理论和技术对现有业务活动进行协调和配合，协助医院降低经营成本。

　　目前，某医院的物流管理依旧处于较为分散的状态，没有独立的物流系统。物流虽贯穿了整个医院的管理部门与业务部门，但各部门使用的系统只能提供少量的信息，且多为局部，比如，医院药库的入库和出库分别采用不同的系统进行业务处理，无法进行药库库存的实库存管控。独立的系统无法保证物流数据的实时传递，信息在采购、入库、申领等业务流程中传递缓慢，耗费人力、物力依旧非常容易出现库存积压和断货的情况。

医院物流管理、资产管理重点是要将孤立的信息资源进行整合，从而完成物流的发起、处理、监督、反馈、修正一系列流程，上一个环节的输出作为下一个环节的输入，形成闭环管理。对物资的采购和使用进行全面监控，做到库存管理实耗实销，对于库存现状、科室领用情况等信息应进行详细记录，尽可能地降低医院物资占用的成本。

对于高值耗材等重要物品的管控，应按照管理规范进行全过程的信息追溯。物资管理的精细化管理是财务业务纵向一体化的具体实现，整合库存物流、预算执行、采购结算等一系列功能，降低经营成本，最终通过各类报表和图表直观地为管理者提供决策依据。

三、医院运营管理一体化系统的设计与实现

（一）物流管理系统的设计与实现

目前，随着现代化医院的发展，医院对各种物资耗材的需求越来越大。由于种类数量繁多、多科室、多院区的因素，大多数医院有物资品类混乱不清、收费编码与耗材编码对照不统一、管理流程不科学、账实不符、耗材收费与科室收支存在较大差值等问题，这些不良因素造成了成本核算的误差，增加了运营成本，降低了医院的工作效率和管理质量的水平。可通过借鉴国内外的成功案例，深入研究了医院物流管理的发展方向和总体目标，对系统进行功能结构和数据库的设计，建立一套科学有效的管理方案。

1.物流管理系统的设计

在明确系统各模块功能后，对功能进行抽象化确定一个整体的系统架构，通过对整体架构的分析来明确各个环节的层属关系，然后对每一个功能进行详细的分析设计，通过 E-R 图来协助数据库的设计，对最后的系统实现做好充分的准备工作，保证开发工作的顺利进行。

（1）总体架构设计

新系统是要实现信息化办公，通过提供的信息化平台让管理效率大幅提升。

信息化管理较传统管理方式而言，要做到便捷易用、易于维护、扩展性强。

表现层：处理用户与软件系统的交互，展示信息。采用结合 Struts 设计模式的 AJAX 框架，浏览器端融入 HTC 组件和 ActiveX（VB/VC）组件。

业务层：系统的业务逻辑，业务系统的真正核心。采用 Spring 代理模式实现，Spring 是一个开源框架，是为了解决企业应用程序开发复杂性而创建的，为 Java EE 应用程序开发提供集成的框架，并提供 EJB 等企业级规范扩展接口。

数据层：其功能主要是负责数据库的访问，实现对非原始数据表的 Select、Insert、Update、Delete 等操作。

（2）功能模块设计

第一，系统维护。本模块主要为管理员提供对系统基础信息的维护，分为用户信息管理、物品分类管理和系统设置管理三大类。本模块的目的是把基础信息维护好，为接下来的流程操作提供可靠支撑。

第二，采购计划管理。本模块的主要功能是根据各科室计划需求，基于当前的实际库存情况、本期预算和供应商供货价格，生成采购计划清单。医院各科室在周期内根据科室需求向相应库房管理部门提交需求计划，管理部门将各科室需求进行汇总，将不符合的需求进行驳回处理后，汇总需求计划，最后制定表单，为采购订单做准备。

第三，订单管理。订单是医院与商家之间的采购合同，在对科室需求进行汇总之后，结合当前库存情况，管理员可以手动或者直接根据需求计划生成采购订单，订单在通过审核后，可以通过已经跟系统做好接口的"供应宝"软件直接通知到供应商备货。当管理员提交查询申请后，系统会根据订单编号、物资类别等检索条件为用户显示出相应结果，可以显示订单实际完成情况。

第四，库房管理。为了加强库房管理的科学性，对出库、入库、库存查询等功能进行分开管理，具体为入库时订单的实际情况以及对订单的操作，出库时物资发放的详细信息，库存材料信息以及对库存的相关操作。

第五，财务管理。对期间的物流管理活动进行财务对账。

（3）数据库设计

在功能需求的基础上进行数据库的设计，首先确定业务中的实体属性，再通过 E-R 图清楚地表现出各个实体之间的关系。

数据是物流管理系统的核心，数据库概念模型是建立数据库的核心。根据系统功能需求在现有的环境中内设计出最合适的数据库模型。在此基础上进行数据库和程序的研发，存储各种数据和信息，最终满足用户的操作需求。

　　根据各个实体来建立实体的具体字段，物流管理系统中创建的主要数据表有用户信息表、部门需求计划表、采购计划表、采购订单表、物流出入库表、盘点明细表等，并对其进行详细的数据结构分析。

　　2. 物流管理系统功能模块的实现

　　（1）系统登录

　　在系统登录界面中，用户输入用户名和密码之后，系统对输入信息进行核对，审核通过之后用户可以进入系统主界面，审核不通过则返回登录界面。

　　（2）信息维护

　　管理员在首次运行管理系统时，初始化系统，配置数据库，在此基础上完成系统相关字典分类、基础信息维护、系统参数设置、库房信息维护以及用户权限维护。

　　库房管理的基础就是基本信息维护，大多数医院都具备非常严格的物资管理机制，尤其是对医用耗材的要求，必须保证材料符合法律规范和国家标准。此处维护的耗材编码与收费编码一致，严格保证了账物相符。医院使用的物资种类多样，已经超过了上千种，而且同一种材料的供货厂家也是不一样的，这就导致了库房管理工作十分繁重。在这种情况下，要注意保证库房管理工作井然有序地进行，在物流管理的最初阶段就要做好基本信息的维护工作。要将物品的详细信息作为基础填选内容，包括种类、名称、规格、卫材编码、生产日期、医保等级、批号和供应商等，并且在管理页面直观地展现出这些基础信息。

　　新系统在物品信息维护上做了很大的改进，类别分类更加详细、多样化，更具规范性。在库房管理中加入了预警功能，管理人员可以设置库存的最低限制和最高限制。当某种库存物资接近这两个限额的时候就会给出告知，方便管理人员制定采购计划。

　　旧系统只有物资管理科室的工作人员需要程序的操作权限，现在想要做到物流全程在线操作，除材料信息维护外，各科室用户权限也同样重要，必须要保证分工明确，账户专人专用，定岗定责，避免因多权限集于一人造成不必要的不便，同时也有利于各环节的监督，提高物流管理流程的高效性。

　　（3）采购计划管理

　　医院各业务科室由具有申报权限的工号通过物流管理系统中"科室需求计划"功能中的添加按钮向医院耗材采购计划科室（总务科、设备科等）填报本月需求计划。

　　各业务科室在需求计划填报结束后，由科室主任对需求计划进行审核，审核通过后计划单就传到相应的资源管理科室了，采购员将各科室的采购计划进行汇总，根据目前的库存量制定采购订单。

　　（4）出入库管理

　　订单制定可以分给对应的供货商进行供货，过程中可以查询订单状态，可以对供货商进行催单，订单完成后可以查看各个订单的执行情况。

　　在订单货物送达之后，物资管理科室对物品的种类、数量、型号、规格及有效期等信息进行确认，填写供货单位、库房名称、业务类型等内容进行材料入库。

　　仓库管理员通过查询之前审核通过的科室需求计划表，核对信息生成出库单，并由申请科室进行确认，完成出库。

　　库存管理包括对材料的入库、出库和移库信息的详细查询。仓库管理员通过输入日期、仓库名称等关键字可以对历史出入库详细记录和现有库存数量进行查询，查询结果以表单形式展示并可以导出和打印。

　　条形码管理主要用于追踪高值耗材的信息，条码对应材料、批号、有效期、使用病人等信息。

　　到此，从科室申领计划到物品出库这一物流管理系统中最常用的操作流程顺利结束。全程线上办公，提高了效率，节约了纸张，全程有迹可循。

　　在系统和功能模块的实际工作完成之后，对系统进行调试，开始投入使用。物流管理系统的上线，保证了整个流程的在线办公，去除了烦琐的签字环节，让业务流程更加高效，做到了一切活动有迹可循，出入库管理做到了账实相符，精细的库房管理内容也让管理人员可以实时了解库存情况。后续综合查询所提供的各项账表数据能够为综合管理提供准确的信息数据。

　　（5）二级库管理

　　当前临床科室在高值耗材管理采用的"以领代支"的方式，科室把计划需求提交到设备科，设备科将计划需求汇总之后进行采购，然后分发到各个科室，从科室领用开始所有的物资费用就算入科室支出。这样导致科室支出统计很不准确从而影响到财务核算，同时还可能存在账物不符的乱象。

　　针对以上问题，实行二级库管理，将科室所需耗材直接发放到科室物品库，临床科室通过医嘱与所用耗材对照，做到耗材的"实耗实销，时耗时销"管理，同时提供数量盘点，审核查询功能。

　　二级库相比一级库房，主要针对的是高值耗材，如骨科植入类、介入类和晶体类等。这些耗材价值高、种类多，而且临床上会经常用到这些高值耗材。目前大部分医院都是采用"以领代支"的管理模式，该模式下的高值耗材管理存在两个弊端：一是很大程度增加了科室的支出，影响医院的成本核算；二是高值耗材的种类多，且没有在线管理，所用耗材不能跟医嘱作对照，如果不能及时盘点科室库存，可能会出现需要用到的耗材库存不足和账物不符的情况。

可以针对二级库房的管理设计代销入库模块，根本原则就是将部分仓库权限下放给科室。管理科室将采购的物资根据科室需求分发到相应科室后，不再将入库耗材记入科室支出，而是"寄存"在科室的二级仓库，同时从耗材"寄存"一开始就为每一个物品制出唯一的条形码，科学码放、分类管理，可以随时根据医嘱收费情况对高值耗材库存进行管理。这样一来，规范了高值耗材的使用情况，也保证了成本核算的准确性。

从一开始每个物品就有自己唯一的条形码，可以实现对耗材的全程追溯。二级库的管理把对高值耗材的管理从之前的手账模式转化到线上信息化管理，一切活动做到了有迹可循、有据可依，管理更灵活、更科学，记账更准确。二级库管理是一级库管理的补充，通过进一步向科室的延伸，节省了管理成本，避免了资源浪费和流失。

（二）固定资产管理系统的设计和实现

固定资产管理是医院综合运营管理的重要组成部分，加强固定资产的管理对医院各项工作的顺利进行起着重要的保障作用。一般来讲，在处置医院的固定资产时要以国有资产的管理办法为标准。在这种情况下，医院的综合运营状况往往会受到固定资产管理工作质量的直接影响，进而医疗服务水平也会受到影响。

现阶段，大多数医院在固定资产管理中存在如下问题：账实不符、管理制度不健全、固定资产管理跟财务管理脱节、资产购置和报废环节内控管理不严等。为保证医院的运营效率，推动精细化管理进一步加强，医院需要建立起一套高效科学的固定资产管理系统，用以加强内部控制，实现工作流程的优化，进而加强各部门之间的信息沟通。

1.固定资产管理系统的设计

（1）总体架构设计

根据大多数医院现用的管理方式，结合新管理系统的需求进行设计。新系统要去除传统模式的弊端，提高管理效率，实现信息化管理。

（2）功能模块设计

第一，采购管理。采购管理作为资产管理的最初阶段，主要包括采购计划管理、采购合同管理和资产入库管理三个部分。

第二，资产卡片管理。卡片作为唯一身份标识，伴随资产整个生命周期，卡片管理伴随的是资产信息变动的管理，在此建立了卡片管理的时序图。

第三，资产使用管理。资产使用作为资产日常活动中最基础和做常用的功能，由此建立的时序图明确展示了资产使用管理的动态过程。

第四，资产处置管理。资产处置面对的是对医院不需要的资产进行处理。

第五，报表管理。根据资产的变动情况，周期性的生成财务报表、资产统计报表和资产管理报表分析因资产变动产生的账务变化，分析资产在日常管理中产生的维护和运行成本，以及周期内带来的经济效益。

（3）数据库设计

本系统是以固定资产的数据管理为核心的，经过对系统具体功能的分析，根据各功能模块之间的关系，建立良好的资产数据库作为系统管理的基础保障。

可根据系统功能设计具体的实体字段，固定资产管理系统的主要数据表清单如表 8-1 所示。

表 8-1　固定资产系统管理数据表清单

序号	中文名称	英文名称	备注
1	购置申请表	EQUI_PURCHASE_APPLY	无
2	购置计划单	EQUI_PLAN	无
3	采购合同表	EQUI_CONTRACT	无
4	资产增加表	EQUI_IN	无
5	资产处置表	EQUI_OUT	无

2. 固定资产管理系统功能模块的实现

（1）系统登录

为了保证系统的安全性和防止数据信息外泄，在用户登录固定资产管理系统时，系统会对用户输入的信息进行检测，用来判定用户的合法性以及相关权限。在确定输入信息正确无误后，允许用户进入程序主界面，通过工作环境的选择进入固定资产管理系统。

（2）购置资产申请

作为闭环管理的开始环节，各科室在计划管理菜单下的购置申请页面中，通过添加按钮进行计划申请的填写，确定申请科室后点击保存进入明细输入框，在资产名称中选择需要的资产，也可以通过首字母拼音或中文进行筛选，选择申请的资产数量，预估价格。点击保存完成该单据。

（3）资产购置计划

资产采购科室在收到提交过来的购置计划之后，通过添加按钮，可以根据科室填报的固定资产购置申请自动生成或者自行手动添加资产购置计划。

（4）资产入库

在采购订单制作完成后，通过招标的方式进行资产购买。在购买流程完成后，开始资产入库环节。固定资产的入库，按照实际固定资产新增业务的实际情况选择是采购增加、转入增加还是捐赠增加。这里以"采购增加"为例，如实填写往来单位、增加日期、业务类型、库房、采购员、资产用途信息，信息填写无误后通过"保存"按钮完成操作。

可以明显地看到，新界面较旧界面而言，资产入库所需录入的信息更规范、详细，在入库的同时可以把合同发票等信息同步进去，同时可以生成一对一的资产卡片，为规范化和精细化的管理做了很好的开端。

（5）卡片管理

对于新入库的资产，在卡片管理菜单下的卡片新增界面中，选定卡片模板和资产归属后，点击查询按钮，可查询出系统上线之后新入库的卡片，点击卡片号可进入卡片明细进行数据编辑和修改。卡片管理应用在设备的维修、折旧、移库和处置等活动中，很大程度上方便了日后对资产状态的查询，这项功能是旧系统不具备的，落后的纸质存档很容易造成记录丢失。

（6）资产处置

本操作的内容为固定资产管理所涉及的所有卡片信息的报废操作，在该操作中，可以查询所有的卡片基本信息，在科室提交资产报废申请后可以将卡片进行报废处置。

（7）资产报表

本功能用于每月结账前核对固定资产实物帐与会计账是否相符，包含原值和累计折旧两部分，保证系统内账项目相符。如果账目不相符，则需要管理人员进行结账前核对。做该核对前，资产会计或者固定资产库管员应先保证固定资产业务本身业务已经处理完整和正确。此功能适用于固定资产总账与实物帐的数据核对。很明显可以看出，新系统相对旧系统的只有一张总表而言，对账目管理做了更加细化的分类，可以满足财务人员的不同需求，有助于精细化管理。

固定资产管理系统在根据需求分析完成功能模块的设计和实现后，通过调试和测试，正式上线使用且运行平稳，可以满足固定资产管理的设计期望。固定资产管理系统为医院综合管理带来的帮助有以下几点。

第一，帮助医院的资产管理实现了数量、价值、质量、状态的全面管理，通过强化管理和流程控制，用科学的事前效益分析降低医院的投资风险。

第二，实现帐务一体化的管理，保持与财务账的一致，实现了动态账实核对，保证了账账相符。

第三，卡片管理，完善了设备的档案管理，与条形码结合，做到了资产生命周期的全程跟踪，保证了对资产入库、盘点、处置等过程的监督。

第四，后期强大的报表查询分析功能，为管理决策提供科学依据。

参 考 文 献

［1］金玲.医院财务管理理论与实务［M］.北京：中国财政经济出版社，2010.

［2］龙海红.医院财务、会计制度讲解与实务操作［M］.北京：中国商业出版社，
2011.

［3］王振宇，樊俊芝，刘辉.新医院财务会计制度详解与实务操作［M］.北京：
中国财政经济出版社，2011.

［4］吴森，蔡冬华，陈峥珍.医院财务管理研究：以新会计制度为背景［M］.广州：
世界图书出版广东有限公司，2012.

［5］高广颖，赵晓雯，李月明.医院会计与财务管理［M］.北京：人民卫生出版社，
2013.

［6］李乐波.管理会计在公立医院改革中的应用研究［M］.杭州：浙江工商大
学出版社，2017.

［7］郭秋霞.战略驱动下的公立医院管理会计实践与创新［M］.北京：经济科
学出版社，2018.

［8］黄延霞.财务会计管理研究［M］.北京：经济日报出版社，2018.

［9］徐元元，田立启，陈新平，等.政府会计制度：医院会计实务与衔接［M］.
北京：企业管理出版社，2019.

［10］向炎珍，陈隽.医院政府会计核算系统构建与实务详解［M］.北京：中国
协和医科大学出版社，2019.

［11］夏晃.中国公立医院财务治理研究［M］.北京：科学出版社，2020.

［12］郭艳蕊，李果.现代财务会计与企业管理［M］.天津：天津科学技术出版社，
2020.

［13］李明宇.新医院会计制度对医院财务管理的影响及对策浅析［J］.财经界，
2015（23）：187-204.

［14］罗珊珊.会计稽核在医院财务管理工作中的重要性分析［J］.行政事业资
产与财务，2017（22）：62-63.

［15］朱静．财务管理视域下医院财务会计内控制度的完善措施探讨［J］．知识经济，2018（15）：117-118.

［16］惠虹．浅析医院财务管理中的会计审核及内控制度建构［J］．纳税，2019，13（23）：93-94.

［17］王忠信．医院财务管理中成本核算与会计核算的一体化研究［J］．经济师，2019（07）：108-109.

［18］赵虹．新医院会计制度对医院财务管理的影响［J］.中外企业家,2019(09)：1.

［19］董芳．新医改政策下的医院财务管理与会计核算分析［J］．中国市场，2019（02）：161-164.

［20］房泽果．新医院财务会计制度对医院财务管理的影响探究［J］．财经界，2019（05）：87-88.

［21］张云霞．新会计制度对公立医院财务管理的影响［J］．财会学习，2020(28)：41-42.

［22］王峥萍．新医院会计制度环境下医院财务管理内部控制体系建设思考［J］．中国产经，2020（17）：149-150.

［23］邱济萍．会计与统计在医院财务管理工作中的综合运用［J］．财经界，2020（30）：107-108.

［24］郭俊慧．管理会计在医院财务管理中的重要性［J］．现代经济信息，2020（02）：107-109.